U0218867

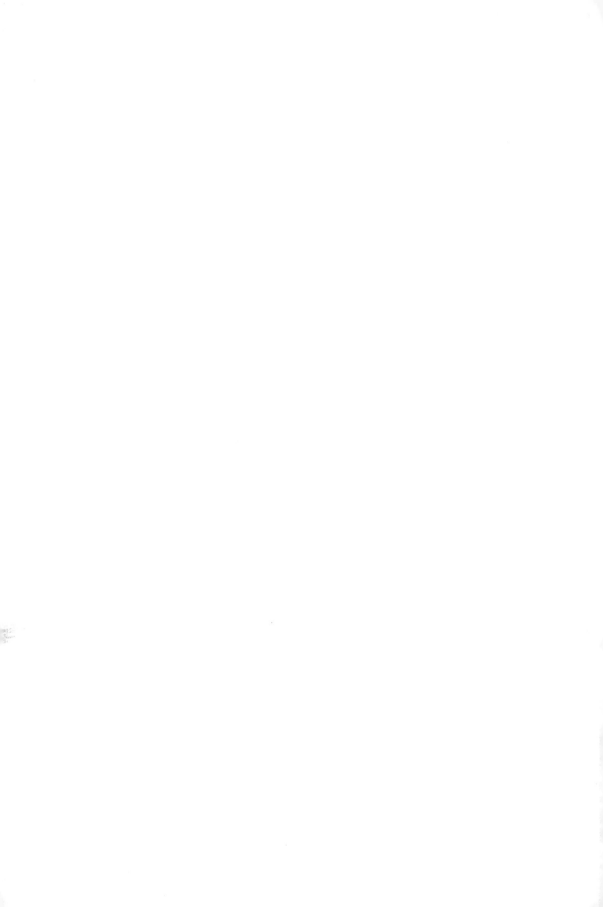

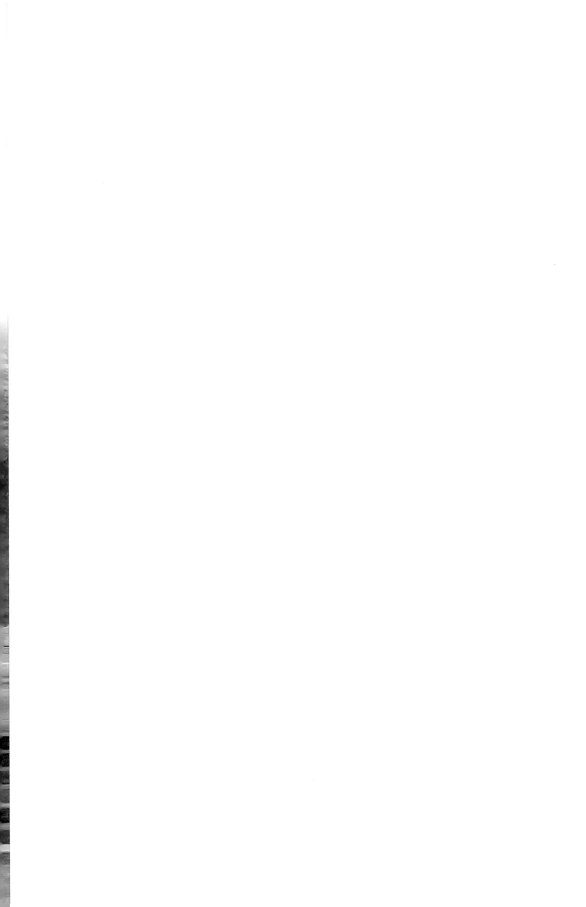

北京协和医院内科百年历程
—建院百年献礼—

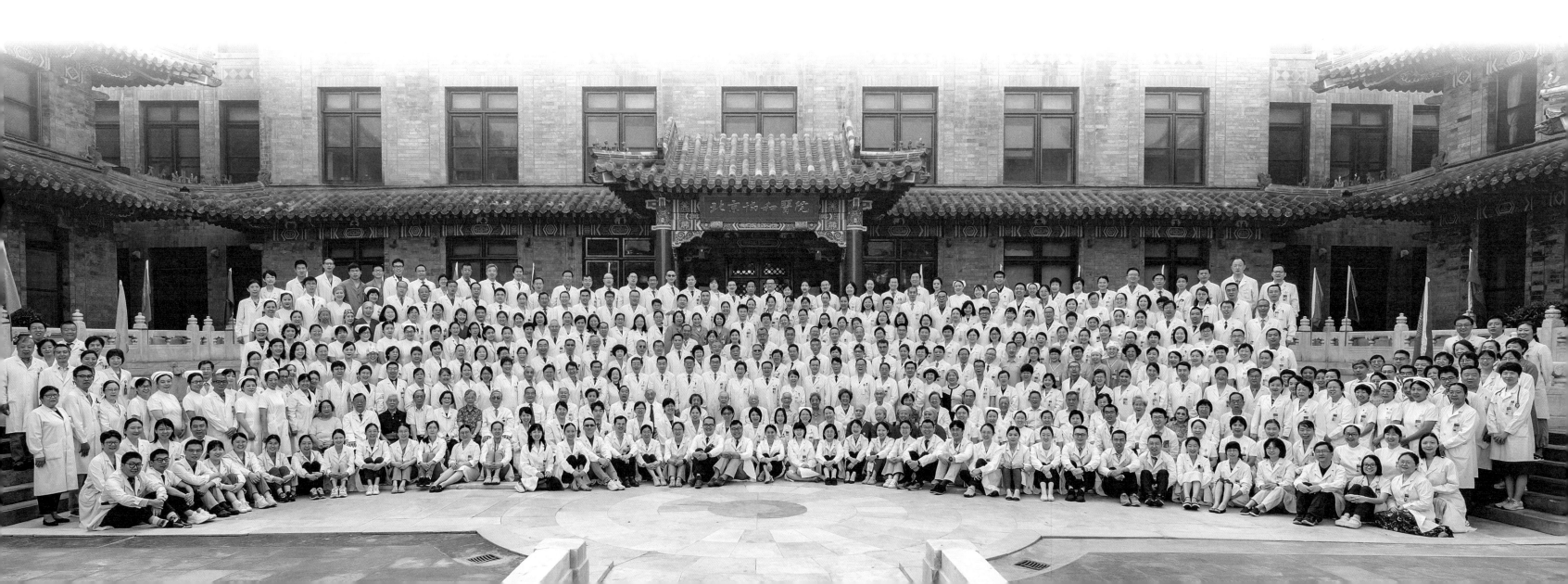

北京协和医院

内科百年记忆

名誉主编 赵玉沛 张抒扬 吴沛新

主　编 张奉春 贾　青 李雪梅

中国协和医科大学出版社

北　京

图书在版编目（CIP）数据

北京协和医院内科百年记忆/张奉春，贾青，李雪梅主编．—北京：中国协和医科大学出版社，2022.5

ISBN 978-7-5679-1969-3

Ⅰ.①北… Ⅱ.①张… ②贾… ③李… Ⅲ.①内科学－医学史－史料－北京 Ⅳ.① R5-092

中国版本图书馆 CIP 数据核字（2022）第 063596 号

北京协和医院内科百年记忆

主　　编：张奉春　贾　青　李雪梅
责任编辑：李元君
责任校对：张　麓
责任印制：张　岱

出版发行：**中国协和医科大学出版社**
　　　　　（北京市东城区东单三条9号　邮编100730　电话010-65260431）
网　　址：www.pumcp.com
经　　销：新华书店总店北京发行所
印　　刷：北京联兴盛业印刷股份有限公司

开　　本：710mm×1000mm　　1/16
印　　张：17.5
字　　数：200千字
版　　次：2022年5月第1版
印　　次：2022年5月第1次印刷
定　　价：188.00元

ISBN 978-7-5679-1969-3

编委会

贺　词

　　内科学系的历史可以追溯到1921年北京协和医院建院之初。一百年来，这里孕育了张孝骞、刘士豪、方圻等许多中国现代医学史上耳熟能详的医学大家，是名副其实的大师摇篮。从推翻西方学者论断的黑热病传染环节的研究，到第一次由中国人命名疾病的肾性骨营养不良，协和内科一直是中国医学的殿堂，见证了医学史上许多具有里程碑意义的时刻，培育了一代又一代杰出的医学人才。

　　在这段波澜壮阔的历史长河中，协和内科也留下了数不清的传奇和故事。对这些历史的梳理和还原，不仅止于怀念，更是为了传承。在专科化迅速发展的今天，北京协和医院始终保持着大内科建制的传统。无论是每周一次跨学科交流的内科大查房，还是培养了无数"一专多能"综合性医学人才的总住院医师制度，都是对协和"三基三严""以患者为中心"的理念之传承，更是"严谨、求精、勤奋、奉献"的协和精神之体现。这些文化传统既是每一代协和人宝贵的精神财富，也是百年协和为祖国医药卫生事业贡献智慧与协和方案的不竭源泉。

　　凡是过往，皆为序章。今天的协和人正身处一个伟大的时代，相信协和大内科必定会继续坚守"人民至上、生命至上"的发展道路，勇担责任、砥砺前行，在这个新的黄金时代中谱写属于协和、属于祖国、属于人民的新的辉煌！

北京协和医院名誉院长

中国科学院院士

中华医学会会长

二〇二一年八月

一百年风雨兼程，一世纪沧桑巨变。作为中国现代医学的开拓者，北京协和医院百年征程栉风沐雨、奋斗不懈，协和精神在几代人的传承守护中历久弥坚。

北京协和医院内科是建院以来最早成立的临床科室之一，也是中国现代内科学的发源地。当年主持协和医学院奠基仪式的Franklin C. McLean教授是协和内科首任主任，也是美国芝加哥大学医学院的第一任院长。解放后在张孝骞、方圻等13位主任及学科带头人的带领下，协和内科始终坚持患者至上的诊疗原则、"三基三严"的治学态度和开拓创新的发展观念，坚守传承内科大查房制度、住院医师培训制度及总住院医师制度，培养出一代又一代医学大师、学科带头人和技术过硬的医学人才。内科从最初的几十人、5个专业组，到目前700余人12个亚专科，不断发展壮大，在复旦排行榜10个专科中9个三级学科名列专科排名前十位。

百年沧桑，见证了内科人严谨求精的作风和勤奋奉献的精神。仁心仁术，唯真唯实，眼里是患者的疾苦，心中有必胜的勇气，脚下是坚定的步伐。内科人坚守并传承着这种敬畏生命和尊重科学的态度，精心诊治每一位患者。尤其是罕见病等多学科会诊（MDT），群策群力，为病患解除了一个又一个疾苦，实现一个又一个超越。

协和内科的担当，在历次国家重大突发事件和医疗保障中都有突出表现。2020年初，面对新冠肺炎重大疫情，内科人表现出一贯的大局观和极高的专业素养，无论是危重患者的抢救，兄弟省市抗疫支援，还是后方疫情防控、核酸检测、疫苗接种等都承担了重要工作，为国家夺取抗疫胜利发挥了关键作用。

百年恰是风华正茂。过去一百年，在中国共产党的坚强领导下，协和人以初心为本、以使命为帆，为人民健康事业砥砺前行。经过百年积淀和洗礼，协和内科也迎来了崭新的时代。这本《北京协和医院内科百年记忆》，就是为记录协和内科百年发展历程、传承优良传统、推动内科事业发展而精心编纂的。站在"两个一百年"交汇的历史节点上，希望内科人赓续协和精神、践行百年初心，以史为鉴、开创未来，以学科的高质量发展，为健康中国建设和护佑人民健康再立新功。

北京协和医院院长 张抒扬

二○二一年八月二十六日

前　言

　　北京协和医院在中国现代医学发展中，有举足轻重的作用，从1921年建成，迄今已匆匆百年。无论中华民国时期还是中华人民共和国时期，始终站在中国现代医学之巅，引领中国医学的发展。特别是在中华人民共和国成立以来，得到党和政府的大力支持，医院取得了举世瞩目的发展。

　　值北京协和医院建院百年之际，我们编写《北京协和医院内科百年记忆》，作为院百年纪念的一份献礼。我们编写这本书就是希望我们能牢记协和的历史，牢记协和内科的历史，牢记协和内科的文化，传承协和的精神，使协和内科在新百年的征程中，成为一颗屹立于世界医学之林的耀眼明珠。

　　在编撰这本书的过程中，我们试图把内科的发展史，准确全面的展示出来，但是遇到了很大的困难。在编写之前，我们似乎觉得比较清楚我们的历史，当要把这些变成文字时才发现有很多可能不准确，如在建院建科之初至1948年，这段主要由美国人掌管医院工作的时间，我们的记载和能回忆起来的东西非常之少。还有很多中华人民共和国成立以来的内科重大事件也不能一一记载，或是无法准确记载，这给我们的编写带来很大困惑。我们尽可能多方查证，查找医院的档案记载，找老专家核实，尽管如此，我们仍然知道有太多的东西被遗漏，也更深知编写一部北京协和医院内科史的重要性。因此，此书只能以遗憾的心情出版。这项工作将是一个长期艰苦的工作，我们寄希望以本书为基础，今后不断地加以完善补充。

　　回顾历史，协和始终站在中国临床医学之巅，是每一个医学工作者尊重和向往的医学殿堂。这其中的基础是什么？协和的精神是什么？仅是因为协和是美国洛克菲洛基金会援建的吗？仅是因为有当时最好的医疗设备吗？其实最重要的是人，是办院的理念。协和的院训是：严谨、求精、勤奋、奉献，就是在这种精神指引下，一代代协和人传承着协和的文化，百年协和形成了一整套的制度和传统。协和从来都是强调以人为本，患者的利益是第一位的。协和有明确的培养目标，就是通过精英教育，宝塔尖式的培养，培育医学人才；就是通过"三基三严"的严格管理奠定了医学人才的成长之路。协和给予了每一个在这里工作学习的人等同的发展空间，只要努力就一定会到达成功的彼岸。协和培养我们做事的原则：不做不说，先做后说，多做少说，就是培养我们严谨的工作作风和科学态度。即使在今天变化纷繁的世界，我们仍然能平稳心态，安心于医学事业。

翻开历史的画卷，褪去浮华，虽然我们都为协和辉煌的历史而自豪，为我们的成绩而骄傲，但是以往的辉煌已成为过去，我们不能永远沉湎在过去的辉煌之中沾沾自喜，我们再也不是处在鹤立鸡群的时代。世界科学技术发展之快，令人不能遐迩，中国的医学发展也是群雄并起。在新百年的新篇章开启之时，全体协和内科人要以六大体系建设为纲领，努力奋斗，谱写协和新篇章，协和精神永存！

北京协和医院内科学系主任　张奉春

二〇二一年二月

目 录

第一章

峥嵘岁月

历史沿革

　　1921年注定是不平凡的一年。这一年，中国共产党成立，风云变幻的中国近现代史在嘉兴的一艘游船上翻开了崭新的一页。同一年，北京协和医院建成，中国现代医学在古老的豫王府旧址上开启了百年的传奇。

　　建院伊始，内科成立。1921年，时任北京协和医学院校长的麦克林成为首任内科主任。覆巢之下，焉有完卵。刚诞生的协和注定要在风雨飘摇中渡过她的童年，而那些从这里走出去的协和人，也将带着一生的羁绊在命运的浮沉中寻找自己的归宿。1948年，在战火中为保卫中国医学教育事业出走半生的张孝骞，携黎明的曙光回到久违的协和，成为建院以来第一位担任内科主任的中国人。

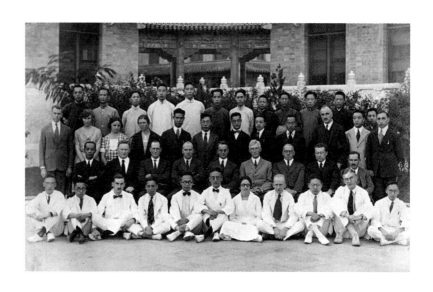

1922年建院初期
内科合影

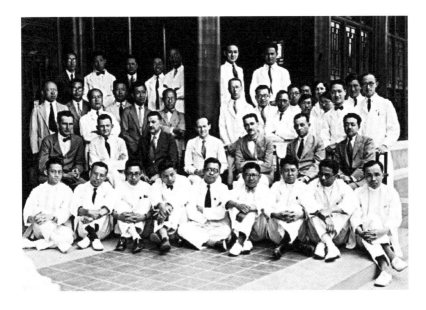

1930年6月北京
协和医院内科
全体医生合影
二排：内科主
任狄瑞德（左四）
三排：张孝骞
（左一）、李宗
恩（左六）、诸
福棠（右一）、
朱宪彝（右二）
前排：谢少文
（左四）

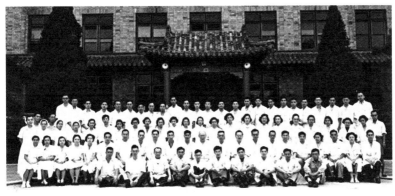

1957年协和内科
学系全体合影

　　最初的内科与外科、耳鼻喉科、眼科、妇产科以及放射科
等科室并列，其临床及研究领域不仅涉及当时中国最常见的心
肺疾病、消化系统疾病及感染性疾病等，还包括了神经精神科
及儿科相关疾病。随着内科学的不断发展，各个专业组初具雏
形：1949年内科划分为消化组、心脏组、呼吸组、传染组、血
液组，1958年内分泌组成立，1979年肾组成立，1980年风湿免
疫组成立，1993年各专业组成为科，消化内科、心内科、呼吸
内科、感染内科、血液内科、肾内科、风湿免疫科成立，协和

内科终于从一颗小树苗逐渐成长为枝繁叶茂的参天大树。步入21世纪，协和内科与时俱进，为适应新时代医疗需求的变化，不断发展出新的专科：2004年普通内科成立，2005年内科ICU成立，2006年肿瘤科成立，2007年老年示范病房成立，2015年老年医学科成立。

在专科迅速发展的同时，协和内科学系的凝聚力始终如一。2014年内科学系搬迁至内科楼的集中办公区，各个专科的主治医生都可以在这里找到自己的一方小天地，并与其他专科的同事碰撞出思维的火花。同时，内科学系坚持对住院医师统一管理，积极为住院医师争取培训和交流的机会：2004年UCSF住院医师交换培养项目启动。2016年医院临床博士后项目启动，2020年，临床博士后在新冠肺炎抗疫中发挥了中坚力量。在这里，一代又一代协和内科人薪火相传，书写着百年的传奇与辉煌。

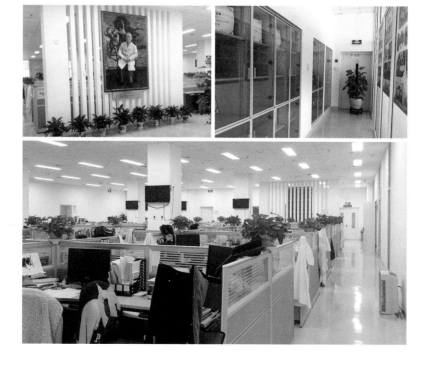

内科楼2段2的内科学系集中办公区

领军人物

　　协和内科的百年历史留下了无数医学大家的身影，他们像一盏盏明灯，引领着每个时代的协和人不断前行。麦克林、罗伯逊、狄瑞德、斯乃博……回望老协和，历任内科主任名单可谓星光熠熠，师资堪称国际顶尖。中华人民共和国成立后，协和内科更成为了培养医学大家的沃土：张孝骞、方圻、罗慰慈、吴宁、朱元珏、陆星华、沈悌、张奉春、李雪梅……这些中国医学史上耳熟能详的名字，带领新协和内科不断发展壮大。

老协和内科历届主任

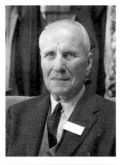

麦克林
（Franklin C. McLean）北京协和医学院的首任院长兼内科主任，从1921年建院至1923年任职，回美国后任芝加哥大学医学院第一任院长。

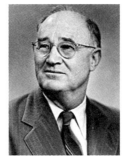

罗伯逊
（Oswald. H. Robertson）第二任内科主任，1923～1927年任职，建立史上第一座血库，血液仓库的创始人。1919～1927年在协和内科任职，从事血液及肺部感染等方面的研究。

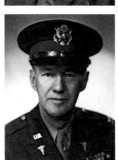

狄瑞德
（Francis R. Dieuaide）第三任内科主任，1927年7月～1939年6月任职，毕业于约翰·霍普金斯大学，美国著名心血管疾病专家，凭借其影响力从霍普金斯为协和招募到许多教员，1942年出版Civilian Health in Wartime，在协和任职期间从事洋地黄类药物对心力衰竭病程影响等方面的研究。

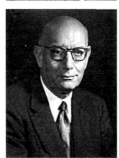

斯乃博
（Isidore Snapper）第四任内科主任，1939～1940年任职，出生于阿姆斯特丹并于此学医，在格罗宁根大学获得理学博士学位并进行内科训练，此后在阿姆斯特丹（1919年）、北京（1937年）、纽约（1944年）和芝加哥（1952年）历任内科学教授，后人称其为睿智的诊断学家和循循善诱的导师，在协和任职期间从事各种维生素缺乏症和地方性传染病等方面的研究。

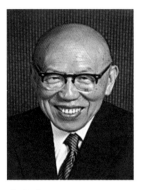

张孝骞
消化病学教授
1948.8～1979.1任内科学系
主任

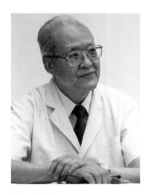

方　圻
心脏病学教授
1979.1～1985.1任内科学
系主任

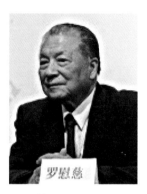

罗慰慈
呼吸病学教授
1985.1～1987.2任内科学系
主任

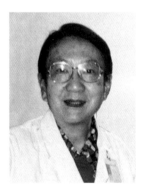

吴　宁
心脏病学教授
1987.2～1993.3任内科学系
主任

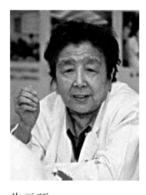

朱元珏
呼吸病学教授
1993.4～1996年任内科学
系主任

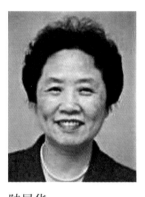

陆星华
消化病学教授
1996～2000年任内科学系
主任

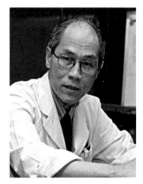

沈　悌
血液病学教授
2000～2010年任内科学
系主任

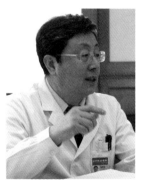

张奉春
风湿免疫学教授
2010～2021.3任内科学系
主任

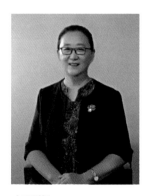

李雪梅
肾脏病学教授
2021.3至今任内科学系主任

党建工作

1921年7月，中国共产党在上海召开第一次全国代表大会，宣告了中国共产党的正式成立。同年9月，北京协和医院举行盛大开幕典礼，一所与当时欧美顶尖医院相媲美的高水平现代医院在北京诞生。协和学术会堂二层院史陈列馆前厅的《协和赋》以"与党同龄，与国共运，与民长在，与时俱进"反映了协和与党的领导、国家发展、社会需要和人民期盼紧密相连的成长历程。

1949年2月，按照上级党组织指示协和成立党支部；1953年，中国人民解放军总后方勤务部卫生部直属中国共产党委员会，批准成立中共北京协和医院委员会成立；1958年成立内科、外科、妇科及五官科4个支部。在医院党委的领导下，党建工作不断加强，协和知识分子的思想达到新境界。

1981年11月，北京协和医院在全国医院中率先成立内科、外科、妇儿科等专科党总支，医院基层党建迈进新阶段，为各项事业蓬勃发展提供了强有力的组织保障。协和内科党支部、党总支先后在杜寿玢、王荣金、罗宝琛、于晓初、白纯政、吴梓涛、卜玉芬、李太生、贾青等多名同志的带领下，一抓政治方向，坚持党管人才，突出以德为先、事业为上。二抓思想引领，注重文化建设，培育优良作风，积极发展高级知识分子入党。从1979年开始，先后发展了陈继贤、林耀广、朱元珏、潘国宗、柯美云、陆星华、张孝骞等一批学科带头人加入中国共产党。在职称晋升过程中，除考虑业务能力和水平外，还着重考虑思想品德，发挥党支部的战斗堡垒作用和党员的模范带头作用。三抓制度创新，激励内科医师敢担当、善作为，为建设健康中国、护佑人民健康贡

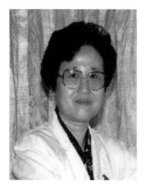

宗淑杰
1993.4～1999年
任北京协和医院党委书记

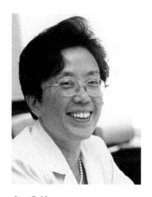

鲁重美
2004～2010年
任北京协和医院党委书记

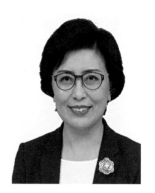

张抒扬
2019～2020年
任北京协和医院党委书记

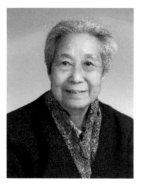

杜寿玢
1964.5～1966.8
任内科专职支部书记

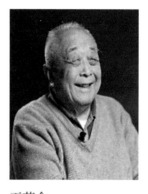

王荣金
1976～1981年
任内科支部书记

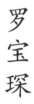

罗宝琛

罗宝琛
1982.1～1984.1
任内科总支书记

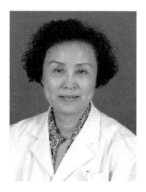

于晓初
1984.1～1984.9
任内科总支副书记

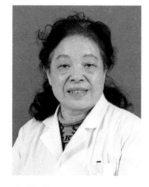

白纯政
1984.10～1992.10
任内科总支副书记

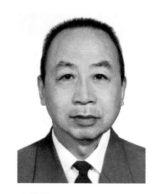

吴梓涛
1994.3～1998.9
任内科总支书记

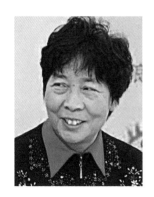

卜玉芬
1998.10～2004.7
任内科总支副书记

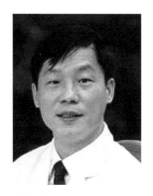

李太生
2004.7～2016.12
任内科总支书记

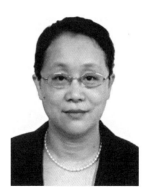

贾 青
2016.12至今
任内科总支书记

献力量。四抓组织建设，注重思想工作，抓纪律建设，培育优良作风。1979年，支部委员中开始设有纪检委员，提出建立廉洁有战斗力的党支部。

党的十八大以来，以习近平总书记为核心的党中央加强全面从严治党和基层党建工作，内科总支始终贯彻执行党的路线、方针、政策，贯彻执行党中央、医院党委的决定，发挥党支部的战斗堡垒作用和党员的先锋模范作用，支持和协助各科主任完成各项工作。严格落实"三会一课"的组织生活制度，定期召开支部委员会和支部书记会，学习党的基本知识，全面提高党员和职工队伍的素质。

监督和提醒各专科勤政廉洁，遵纪守法，保持党的队伍的纯洁性。认真制订和实施发展党员的工作计划，内科党总支从1996年7个党支部、68名党员，至2021年7月发展壮大为12个党支部，362名党员，其中高级知识分子占35%。

内科党总支于2020年8月召开全体党员大会，选举产生新一届总支委员：总支书记贾青、副书记陈丽萌、纪检委员赵维纲、统战委员刘正印、组织委员顾晴、宣传委员庄俊玲、青年委员吴东。委员们各司其职，分工合作，为更加细致深入地开展各项工作提供坚强保障。

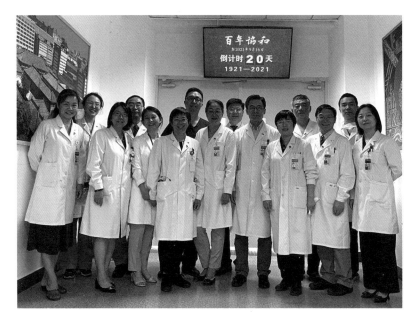

内科总支正副书记及12个支部正副书记合影

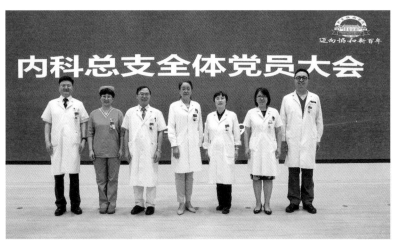

2020年8月召开内科总支全体党员大会,当选的新一届内科党总支委员左起:纪检委员赵维纲、组织委员顾晴、统战委员刘正印、总支书记贾青、总支副书记陈丽萌、宣传委员庄俊玲、青年委员吴东

委员们各司其职,分工合作,为更加深入细致地开展各项工作提供坚强保障。2020年10月内科总支组织召开了高级知识分子统战会,与内科援疆援藏代表座谈,共话家国情。统战委员刘正印同志主持会议,与会代表表示只有在中国共产党的领导下,贫

北京协和医院内科援藏援疆代表座谈共话家国情

人民日报社人民论坛网

中国第一思想理...

困落后地区才能不断发展和走向繁荣，专家们表达了思想上、行动上不断向党组织靠拢，成为先进代表一员的决心。《人民论坛》等多家核心刊物报道了此活动。

特别值得提出的是2020年暴发了新冠肺炎疫情，这是新中国成立以来传播速度最快、感染范围最广、防控难度最大的一次重大突发公共卫生事件。在医院党委的统一领导下，内科总支积极组织协调，全体党员干部带头报名驰援武汉。医院先后派出的186名援鄂队员中，有64名内科医护人员，其中一半是共产党员。他们不计得失、冲锋在前、科学诊疗、鼓舞士气。6个临时党支部在"武汉前线"成立，刘正印、李太生、吴东分别担任第一、第四和第三临时党支部书记，在党员的感召下，内科有14名同志火线入党。大家戮力同心，为快速控制疫情发挥了关键作用。

每年庆祝中国共产党成立大会的活动，内科党总支都积极参与，以各种形式庆祝党的生日。

2021年，适逢建党100周年和协和建院100周年，内科总

2018年庆祝中国共产党建党97周年，内科总支表演的故事讲述《无价的财富》

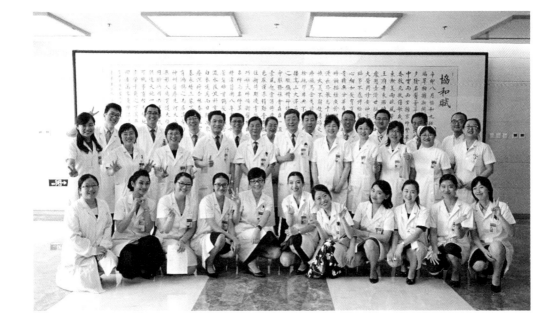

支、内科学系共同举办了系列活动。为了更好地传承协和文化，内科总支自2018年协和百年倒计时1 000天之际筹划组织老教授访谈系列活动，让年轻一代了解协和历史，提高职业素养，坚定职业信念，强化"以人民为中心，一切为了患者"的办院理念。

各支部认真开展党史教育学习活动，围绕"学党史、悟思想、办实事、开新局"制定全年计划，书记带头讲党课，组织多种形式的主题日，并通过义诊、科普、培训等方式切实惠及

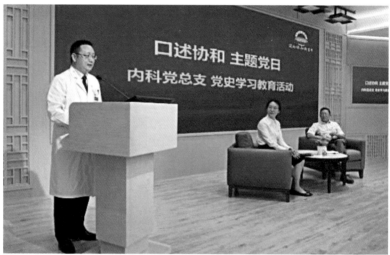

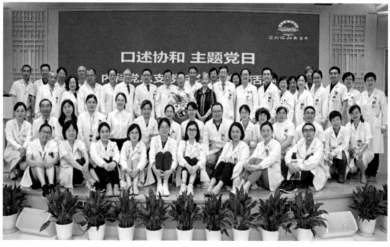

对话唐福林教授：人民的大医生，党员的好榜样——协和记忆之内科历史人文访谈（上图）医院党委书记吴沛新到会并讲话；（下图）吴沛新书记与唐福林教授及专家们合影

患者和百姓等"我为群众办实事"的实践活动，做到党建和业务深度融合。各支部认真学习习近平总书记在庆祝中国共产党成立100周年大会上的重要讲话，召开专题组织生活会，深入查摆问题，并通过参观展览、重游红色基地等形式加深理解。积极组织参与百年院庆征文投稿和工会"读万卷书"等具有影响力的活动。认真落实"学史明理、学史增信、学史崇德、学史力行"的要求。让我们乘"健康中国"的列车，向着未来再出发。

协和内科的历史上从来不缺少熠熠星光。内科人秉承医者仁心之道，在医学与科技前沿苦耕不辍。张孝骞对"小本本"的诊视，张乃峥对科研引领临床理念的坚守，王爱霞对生物安全防护三级实验室的前瞻与奠基……，都是老一辈协和人留给我们的无价财富。薪火相传，不忘报国使命，新一辈协和人，乘风扬帆再起航。

百年成就

北京协和医院拥有一系列百年传承的核心制度。其中，内科大查房制度和总住院医师制度在中国独树一帜，为人称道。

内科大查房

内科大查房制度自建院伊始，每周一次，传承至今。由内科总住院医师从内科各专科病例中遴选疑难病例，或诊断不清、治疗困难，或有教学意义，或有新的经验教训值得学习和重视的病例。在大查房现场各个专科医师互相切磋讨论，医师们各抒己见，给出诊断、鉴别诊断以及治疗方向的意见。内科大查房不仅解决了许多疑难危重病例的诊治问题，也让不同专业的医师们相互学习、共同提高，而教授们的即兴发言更是精彩纷呈。因此，大查房现场总是座无虚席，不仅年轻医师们非常重视，而且诸多医学大家也对此情有独钟。在《张孝骞》（中央文献出版社出版）一书中，收录了张孝骞教授从1979～1986年的443篇日记摘要，其中提到"内科大查房"达十多次。书中记录，张老听闻某日的大查房取消而"难过得流出眼泪"，参加了一次高质量大查房后十分兴奋，大查房前他悉心指导学生做好病历准备等故事。邓家栋教授曾说："在我成长的每一个阶段，都有许多记忆犹新的经验。记忆中一个很有特色的协和内科传统就是每周一次的大巡诊。"张之南教授提到，*NewEngland*的SCI分值非常高，而且全世界的医学者都喜欢读，因为它是由基础研究者讨论临床问题的一本杂志。协和内科大查房与*NewEngland*所倡导的基础与临床相结合的理念有异曲同

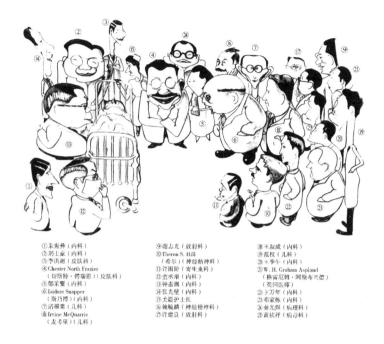

①朱宪彝（内科）
②刘士豪（内科）
③李洪迥（皮肤科）
④Chester North Frazier
　（切斯特·傅瑞思）（皮肤科）
⑤郁采蘩（内科）
⑥Isidore Snapper
　（斯乃博）（内科）
⑦诸福棠（儿科）
⑧Irvine McQuarrie
　（麦考里）（儿科）
⑨谢志光（放射科）
⑩Theron S. Hill
　（希尔）（神经精神科）
⑪许雨阶（寄生虫科）
⑫贾承懋（内科）
⑬钟惠澜（内科）
⑭张光壁（内科）
⑮关颂韬护士长
⑯魏毓麟（神经精神科）
⑰许建良（放射科）
⑱王叔咸（内科）
⑲范权（儿科）
⑳卞季午（内科）
㉑W. H. Graham Aspland
　（格雷厄姆·阿斯布兰德）
　（英国医师）
㉒卜万年（内科）
㉓邓家栋（内科）
㉔秦光煜（病理科）
㉕黄祯祥（病毒科）

1940年内科G-3病房大巡诊，1940届学生林俊卿以非常幽默的漫画形式描绘了当年内科大巡诊的壮观场面

工之妙，这是协和内科大查房的魅力所在。

在医学专科不断细化的今天，传承百年的内科大查房显得弥足珍贵，它不仅时刻提醒内科医生不能只专注于自己的专科领域，还要有横向的临床分析能力，更为不同专科医生间的交流碰撞提供了机会，形成了以患者为中心的多学科联盟，展现了协和多学科联盟的魅力，也最终成为记录一代代医学大师成长的史册，传承发扬协和文化的旗帜。

总住院医师制度

另一项传承百年的协和文化是总住院医师制度。1924年，协和迎来首批毕业生，为了给高年资住院医师提供更好的培训，也为了"把协和交给中国"，1925年举行首届协和内科总住院医师的遴选，在所有第二年及以上的中国籍内科住院医师中遴选出1名佼佼者，任期1年，当年脱颖而出的正是年轻的张孝骞。总住院医师的职责包含3部分内容，管理上：协助内科主任处理日常事务、起草会议文书和排班等；医疗上：集内科会诊医师、急诊二线、夜间病房二线等诸多角色于一身，决定患者的收治去向，处理科室间会诊及夜间值班问题，指导抢救，代表主任协调科室间合作问题，每半年总结临床医疗事故

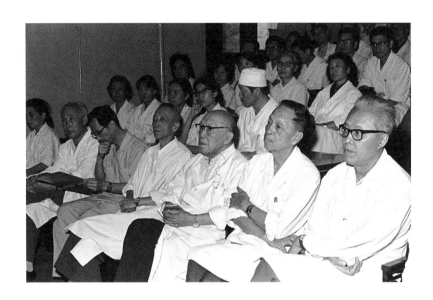

老楼10号楼223教室举行内科大查房时的情景，座无虚席，楼梯上也坐满了前来学习的医生们
前排左二起：张乃峥教授、陈敏章教授、李邦琦教授、张孝骞教授、张安教授、方圻教授

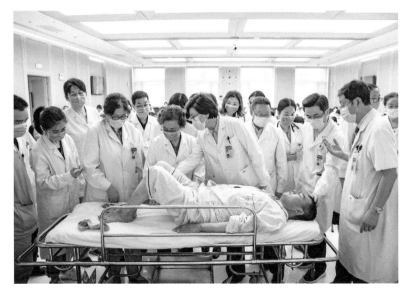

现在的内科大查房在内科楼4层多功能厅进行，张抒扬院长（前排左五）、唐福林教授（前排右四）、鲁重美教授（前排左四）、张奉春主任（前排右一）、钱家鸣教授（前排左三）、严晓伟教授（前排右二）在床旁仔细询问患者病情并查体

经验教训；教学上：带领住院医师晚查房，组织内科临床教学活动，如大查房、巡诊等。因职责之广之重要，内科总住院医师也常被称为"代主任"。除张孝骞外，刘士豪、杨济时、钟惠澜、朱宪彝、邓家栋等中国医学史上赫赫有名的大家，朱元珏、张奉春、李太生等学科领军人都曾经担任过内科总住院医师。1942～1947年，战乱席卷中华大地，北京协和医院停办，内科总住院医师制度中断数年，1948年5月协和医院复院，内科总住院医师制度又得以恢复。有趣的是，当时的内科主任一职还处于空缺，首先被紧急选出的是内科总住院医师——张安，因为大家普遍认为有内科总住院医师在，内科的工作就可以运转起来，足见其职位的重要性。随着医院的发展和内科住院医师组成的变迁，20世纪70年代末期，临床研究生和住院医师开始共同竞聘内科总住院医师，每届人数也逐渐增加至6～7人，但百年来协和内科始终坚持择优差额选举制度，对内科总住院医师独当一面、多科协作的临床要求从未放松，并且兼顾其教学能力与管理经验。担任内科总住院医师是每一位内科住院医师从入职开始就向往的目标，也是住院医师向主治医师羽化蜕变的孵化器。

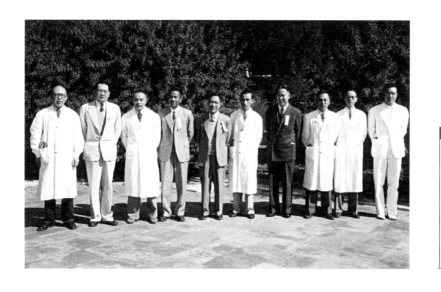

1949年前历任内科总住院医师合影
左起：张孝骞、刘士豪、谢少文、吴朝仁、朱宪彝、邓家栋、马万森、朱贵卿、张安、方圻

科学研究

临床与科研总是相辅相成，缺一不可。建院之初，传染病是我国医疗卫生领域的重点难点。协和内科专家们也纷纷致力于黑热病、血吸虫病等传染病诊治的研究。1922年，协和内科单设黑热病诊室。1924年与外院协作攻克血吸虫病，内科联合微生物系、放射科等多个专业的学者，开展了一系列调查研究，取得了让世界瞩目的成就。1939年钟惠澜首次阐明犬、人、白蛉在黑热病传染环节上的关系，推翻了西方学者之前相关方面的各种观点。此外，协和内科的医生们对结核、回归热、鼠疫、疟疾等当时常见的传染病进行了深入的研究和救治，在临床工作之余向中国的执业医师及卫生官员开设传染病及寄生虫课程，并积极参与公共卫生体系建设。内科主任斯乃博撰写的《中国医学对西方医学的启迪》于1941年首发，1964年再版。该书综合他在华期间所有的论著，描写了当时在中国沦陷区落后的医疗卫生状况，特别注意到华北人民食物与疾病的关系，是珍贵的中国医学与公共卫生学史料。此外，1942年刘士豪、朱宪彝在全球首次提出了"肾性骨营养不良"的命名，并认为双氢速变固醇（A. T. 10）对该类患者有显著疗效，这篇题为*treatment of renal osteodystrophy with dihydrotachysterol (A. T. 10) and iron*的论著于1942年4月发表于*Science*，极具学术价值并沿用至今。随着我国疾病谱系的变迁，协和继续在医学科研领域稳步前行。1986～1992年各专业组独立成科，协和内科共启动17项研究，涉及免疫、血液、消化、呼吸等多个学科，奠定了相关领域的重要科研基础。

388　　SCIENCE　　Vol. 95, No. 2467

sults of nineteen different exposures are shown in Fig. 1. The graph represents gains and losses of weight in the suit for the first six hours. Final equi-

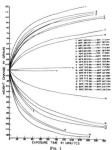

Fig. 1

librium was reached in most cases within twenty-four hours. The legend referring to each curve indicates the condition at which the suit was in hygroscopic equilibrium when exposure started, and the exposure condition which resulted in a given weight gain curve. For example, the legend for Curve No. 7 reads 90° F, 28 per cent. R.H.→90° F, 77 per cent. R.H. This means that when the suit was in equilibrium at 90° F and 28 per cent. relative humidity and was then exposed to a condition of 90° F and 77 per cent. relative humidity, it gained weight as described by this time curve.

The significant effect of garment moisture gain or loss on skin temperature and heat balance may be illustrated from the magnitude of the weight changes in the first hour of exposure. For example, in Curve No. 7 again: In the first hour the garment picked up 76 grams of moisture which has a heat gain equivalent of about 44 calories.[1] This value is 50 to 60 per cent. of the resting hourly heat production of an adult man. If one started with a heavy garment of 3 to 4 kilos dry at moderate temperatures, the total heat evolution in the first 2 or 3 hours would obviously be at least equal to the physiological heat production at rest. In

[1] The caloric equivalent of a 10-gram change in weight is about 5.8 calories.

curves indicate that more than half the total change in weight takes place in the first two hours of exposure. Another conclusion to be drawn from the figure is that relative humidity influences the weight change far more than temperature, although the effect of 10° rises in temperature is observable for comparable relative humidities. Finally, it may be of some interest to note a hysteresis effect. At a fixed temperature, in varying relative humidity from a given low to a given high value and back to the original low again, the garment gained more moisture before reaching equilibrium at the high humidity than it lost in returning to equilibrium at the original low humidity.

A thorough knowledge of the hygroscopic properties of different materials as well as the thermodynamic implications inherent in the body-clothing system is of considerable importance in designing protective garments for optimum comfort under extreme conditions.

JEAN H. NELBACH
L. P. HERRINGTON

JOHN B. PIERCE LABORATORY OF HYGIENE,
NEW HAVEN, CONN.

TREATMENT OF RENAL OSTEODYSTROPHY WITH DIHYDROTACHYSTEROL (A.T.10) AND IRON

RENAL osteodystrophy is a generic name for osseous disorders simulating rickets, osteomalacia or osteitis fibrosa cystica, but originating from chronic renal insufficiency. The most important metabolic defect is poor calcium absorption due to large phosphorus excretion by the bowel as a result of renal insufficiency. Yet vitamin D, specific in promoting calcium absorption in rickets and osteomalacia, is singularly ineffective in renal osteodystrophy. This is true in a series of 5 cases in which detailed metabolic studies were made in this clinic. Vitamin D in ordinary therapeutic doses for prolonged periods orally or intramuscularly or in single massive dose by mouth failed to elicit any significant clinical or metabolic response.

This led us to the use of dihydrotachysterol (A.T.10), an irradiation product of ergosterol, first employed by Holtz[1] in the treatment of hypoparathyroid tetany. Our experience with A.T.10 in 3 cases of osteomalacia[2] indicates that this compound promotes calcium and phosphorus absorption by the intestine and deposition in the bones, contrary to the earlier view[3] that A.T.10 was not anti-rachitic. In

[1] F. Holtz, H. Gissel and E. Rossmann, Deutsche Ztschr. f. Chir., 242: 521, 1934.
[2] H. I. Chu, S. H. Liu, H. C. Hsu and H. C. Chao, "Calcium and Phosphorus Metabolism in Osteomalacia." XII. A Comparison of the Effects of A.T.10 (Dihydrotachysterol) and Vitamin D. To be published.
[3] F. Albright, et al., Jour. Clin. Invest., 17: 317, 1938; 18: 165, 1939.

APRIL 10, 1942　　SCIENCE　　389

view of the favorable effects on osteomalacia, two of our patients with renal osteodystrophy received by mouth A.T.10 in 3 cc daily doses for 5 four-day metabolic periods while on a high calcium and moderate phosphorus intake. In both cases there was an immediate and progressive decrease of fecal calcium. While calcium appeared in significant amounts in the urine in one case, it remained absent in the other. The net retention of calcium at the height of A.T.10 action during the last period of its administration or the following period amounted to 50 per cent. of the intake. This was followed by a corresponding phosphorus gain due to a diminution of phosphorus elimination both in the stool and in the urine. The serum calcium, low initially in both cases, was raised to normal; and the inorganic phosphorus, high to start with, was reduced to normal during the A.T.10 therapy. Thus in remedying the basic metabolic defect underlying the bone disease in renal osteodystrophy, dihydrotachysterol appears to be highly efficacious, similar to vitamin D in rickets and osteomalacia. However, the effect of A.T.10 lasts for 7 or 8 four-day periods after the therapy is discontinued, in contrast to the long-sustained aftereffect of vitamin D in rickets and osteomalacia. Therefore, to secure substantial remineralization of the skeleton in renal osteodystrophy it would be necessary to administer A.T.10 for a prolonged period of time.

Another mode of therapy which we believe to be of interest in renal osteodystrophy is the oral administration of iron salts. It is well known in elementary chemistry that iron combines with phosphate to form insoluble ferric phosphate. That similar reaction takes place in the intestine is indicated by the experimental work[4] showing that iron added to a non-

[4] J. F. Brock and L. K. Diamond, Jour. Pediat., 4: 442, 1934.

rachitogenic diet of rats produces rickets. Thus iron in large doses is contraindicated in rickets and osteomalacia. However, in renal osteodystrophy with hyperphosphatemia and high concentration of phosphate in the intestine interfering with the assimilation of calcium, the phosphate-precipitating action of iron may be utilized to advantage. Accordingly, the two patients with renal osteodystrophy referred to above were given ferric ammonium citrate 6 gm daily for from 5 to 14 metabolic periods. The most consistent changes were a decline of the serum inorganic phosphorus and an ascending tendency of the serum calcium. The phosphorus balance showed a decline due to an increase of stool excretion of phosphorus. The fecal elimination of calcium was usually diminished, giving rise to favorable calcium balance. This increase of calcium retention is most probably the result of the calcium-sparing action of iron in combining with phosphorus in the intestine. Thus from the standpoint of combating phosphate retention and promoting calcium gain in renal osteodystrophy, iron therapy proves effective.

In view of the present unsatisfactory state of affairs in the therapy of renal osteodystrophy, dihydrotachysterol (A.T.10) and iron seem to be rational and useful items in the treatment of such condition. As far as we are aware, the use of A.T.10 or iron in osseous disorder due to renal insufficiency has not been recorded in the literature. This is a preliminary report, and the detailed data will be published elsewhere.[5]

S. H. LIU
H. I. CHU

DEPARTMENT OF MEDICINE,
PEIPING UNION MEDICAL COLLEGE,
PEIPING, CHINA

[5] S. H. Liu and H. I. Chu, "Renal Osteodystrophy: Studies of Calcium and Phosphorus Metabolism with Special Reference to Pathogenesis and Effects of Dihydrotachysterol (A.T.10) and Iron." To be published.

SCIENTIFIC APPARATUS AND LABORATORY METHODS

CONCERNING THE NATURE OF TYPE C BOTULINUS TOXIN FRACTIONS

THE first portions of condensate obtained by use of the standard lyophil apparatus in the dehydration of type C botulinus toxin consist of a high concentration of the thermo-stable fraction of this toxin. Recognition of this fraction in botulinus toxin was announced by Bronfenbrenner and Schlesinger in SCIENCE in 1921, though they gave no method of obtaining it in pure form in quantities sufficient for our study purposes.

This fraction, which for convenience may be designated as A, consists of ammonia salts. It is thermo-

stable, and may be obtained in high concentration in almost pure aqueous solution by the method named. No antigenic property has been demonstrated for this fraction and it, therefore, has no specific antibody. Neutralization by type C antitoxin does not occur. Fraction A is a neuro-toxin which acts without delay. Sub-lethal intraperitoneal doses in mice result in nervous irritability for about 30 seconds, followed by what appears to be a complete anesthesia for four to six hours and eventual complete recovery. Thirty intraperitoneal, 18 gram mouse, mld's, administered orally to a three-pound mallard duck, result in a typi-

---

Chung, Hui-Lan, 1940: On the Relationship between Canine and Human Kala-azar in Peiping and the Identity of Leishmania canis, and Leishmania donovani. Chin. med. J, Peking., 57: 6, 501-523.

The names Leishmania donovani and L. canis, are used for the organisms causing visceral leishmaniasis in man and general leish-maniasis in dogs in China, but the author concludes from the evidence presented in this paper that L. canis, is identical with L. donovani and that dogs are the source from which it is transmitted to man.

1940年钟惠澜的
研究首次阐明
犬、人、白蛉
在黑热病传染
环节上的关系

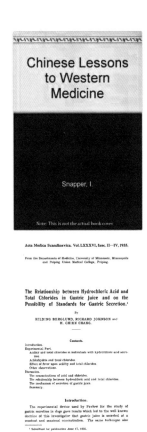

老协和内科教授们的部分著作与论文
左上：内科主任斯乃博所著《中国医学对西方医学的启迪》；
右上：内科主任狄瑞德关于北京协和医学院医学课程的英文摘要，中华医学杂志；
左下：内科客座教授伯格伦德关于胃液成分的论文；右下：内科主任狄瑞德等关于洋地黄临床标准化的研究，发表在Journal of Clinical Investigation

临床教学

　　作为临床医学的基础，老协和非常重视发展内科学，不论是医院正式聘用的教授还是延聘客座教授，都具有丰富的临床经验。客座教授不仅提高了协和的科研水平，同时缓解了当时师资不足的问题。老协和对医学生的培养理念荟萃了欧美医学高等教育的先进经验：德国的病理临床相结合讨论，法国的尽早让学生接触临床，英国的住院医师制度及预科教育、医教研结合等，老协和将其相互融合，组成了一套独特的培养理念，也成为近代中国医学大师们成长的摇篮。

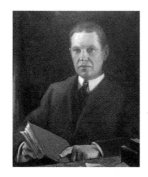

毕宝德
（Francis W. Peabody，
1881～1927）
哈佛医学院教授，1922年
在协和任客座教授。哈佛
大学波士顿医院桑代克实
验室创始人，哈佛医生最
杰出代表之一。

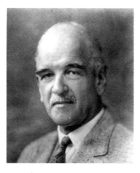

戴维林
（Edsall. David Linn，
1869～1945）
1918年任哈佛医学院院
长，1922年任哈佛公共卫
生学院院长，1927年在协
和内科任客座教授。

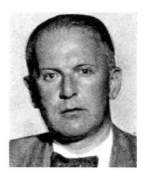

伯格伦德
（Hilding Berglund，
1887～1962）
明尼苏达大学医学教授，
1929年在协和内科任客座
教授。

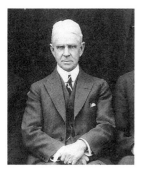

霍尔特
（Luther Emmett Holt，
1855～1924）
美国著名儿科专家，
AASPIM主席。1889年任
职纽约儿童医院医疗主
任，后将其进一步发展为
哥伦比亚大学内科外科医
学院儿童医院，1923年冬
在协和任客座教授，1924
年因突发心脏病于北京
逝世。

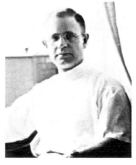

洛莫什
（Harold L. Amoss，
1886～1956）
美国杜克大学医学教授，
1932年在协和内科任客座
教授。

　　胡应洲先生毕业于哥伦比亚大学医学院，获博士学位。他曾立
志要考协和医学院，因为抗日战争的原因，举家从广东花县迁移到
香港，后到美国，先后在霍普金斯大学和哥伦比亚大学学习。后到

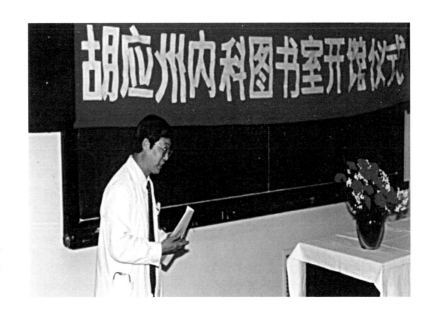

1994年时任内科学系副主任李学旺教授主持胡应洲图书馆开馆仪式

中国香港、英国及美国从医，定居美国。曾任哥伦比亚大学董事会的董事以及哥伦比亚大学医学院董事长。

医学博士胡应洲夫妇，出于对中国医学教育发展的关注，1994年主动来到北京协和医学院，用自己的力量支持了协和的发展，特别是协和内科的教学工作。1994~2000年先后资助7名中国协和医科大学及北京协和医院的教授赴美考察。1995年在医院设立胡应洲奖学金、成立胡应洲图书馆等，此项工作由时任内科学系副主任的李学旺教授负责。1996~2003年又先后资助16名以内科为主的青年医师出国深造，现在他们之中大部分已学有所成，归国报效，他们中有：医院名誉院长赵玉沛院士、原常务副院长李学旺教授、消化教研室主任钱家鸣教授、风湿免疫科主任曾小峰教授、内科学系主任李雪梅教授等，均已成为医院和各学科的骨干或带头人。

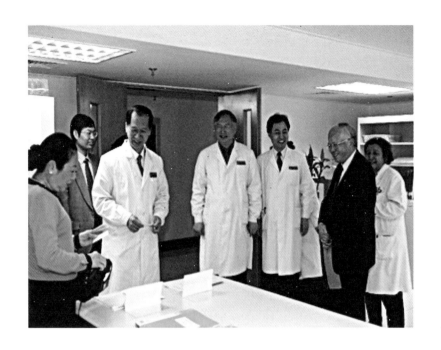

2004年胡应洲夫妇参观胡应洲图书馆
左起：胡应洲夫人、徐作军、戚可名（时任医院院长）、邓开叔（时任医院党委书记）、赵玉沛（时任医院副院长）、胡应洲和朱元珏

临床博士后项目

2016年，北京协和医院启动了临床医学博士后培养项目。这是北京协和医院在恢复小规模"医学精英"教育、创建适合国情并与国际接轨的高端医学人才培养模式上做出的探索。该项目按照"高进、优教、严出"的原则，每年从临床医学八年制和博士研究生应届毕业生中遴选优秀人才，利用协和的优质平台为学员制定个性化培养方案，通过为期3年高强度、高要求的医、教、研全面训练，为国家培养具有国际视野的复合型精英医学人才。

传承协和精英式培养人才模式，自2016年以来，协和内科共培养临床医学博士后62人，不仅在数量上为全院之冠，更在培养模式上独具特色。内科学系通过探索，以螺旋式上升的培养方式为基础，以北京市住院医师规范化培训的要求为基本内容，以培养临床能力、科研能力、教学能力和组织管理能

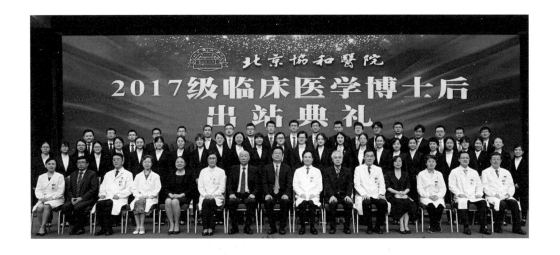

力"四大能力"为目标，设立了"两线齐飞、注重临床、监督反馈、分层培养和阶梯提高"的培养方案，为每位学员都设置了"一对一"导师、专科导师和病房带教老师的3级教学团队。同时，协和内科坚持覆盖培养全层级、全过程、基于Milestone体系的360度评估反馈模式，形成了具有协和特色、内科特色的以"住院医师核心胜任力"为内涵的个性化培养方案。此外，协和内科也是医院的临床医学博士后培养平台，也为营养科、放疗科等多个非手术科室培养了一批优秀的临床医学博士后。

罕见病团队

2016年，北京协和医院牵头国家重点研发计划"罕见病临床队列研究"项目，建立我国首个标准统一的国家罕见病注册登记系统（National Raze Diseases Registry System of China, NRDRS）。

2019年时任副院长张抒扬担任国家罕见病诊疗与保障专家委员会主任委员、在其带领下协和罕见病团队和全国同行在国内开展国家首个罕见病队列课题的研究，初步建立了较为完整的罕见病协同创新诊疗和研究体系，包括具有辐射全国的罕见病临床研究协同创新平台，其开创了罕见病多学科合作诊疗的协和模式，取得了临床研究突破性进展，推动了罕见病诊疗同质化，开展了高水平国际合作，培养了国际一流国内领军的罕见病人才创新团队。团队的主要工作有：

辐射全国的罕见病临床研究协同创新平台　在"十三五"重大专项支持下我院建成了国际最大的以国家罕见病注册系统为基础的研究协作体系（NRDRS，29个省，95家单位，188

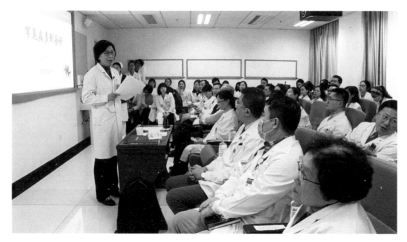

张抒扬院长率领的罕见病MDT现场

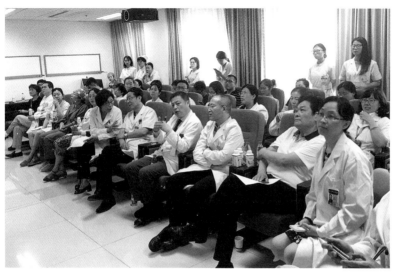

罕见病多学科诊疗模式（MDT）现场座无虚席，专家们针对患者病情展开了热烈的讨论
张抒扬教授（一排左六）、张奉春教授（右五）、苗齐教授（右四）、方理刚教授（右三）、李林康理事长（右二）、张文教授（右一）

个队列，6.6万例患者）及配套生物样本库（58万份样本）；拥有国家级新药GCP平台、外部认证的伦理委员会、国家工信部5G健康医疗试点平台、中华医学会临床流行病学会主委单位及构架完善的统计分析平台等。

罕见病临床研究取得突破性进展　建立了常态化罕见病MDT诊疗模式并获得全国卫生行业服务金奖；开展28种罕见病新药临床试验，其中19项被国内外指南采用；在*NEJM*、*Science*等高水平杂志发表论著30余篇；发布指南125部，编写首部《罕见病学》研究生教材等。

推动罕见病诊疗同质化　承担国家罕见病质控中心和罕见病专委会工作，筹备国家罕见病目录发布，牵头全国罕见病诊疗协作网三级网络共324家医院的分级诊疗，运行全国罕见病直报工作（54万例），开展12个病种的诊治质控；与欧洲Orphanet等40余家国际著名机构开展合作，培训全国10万医务人员等。

第二章

百舸争流

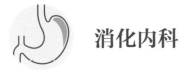

消化内科

科室历史

　　北京协和医院消化内科具有深厚的文化底蕴。回望历史，这里有我国现代医学先驱、消化病学奠基人张孝骞教授，有中国消化内镜学创始人陈敏章教授，以及许多耳熟能详的医学大家，可谓名家辈出，人才济济。

　　20世纪30年代，中国近代史上著名的现代医学大家张孝骞教授创建了北京协和医院消化专业组。这是中国创建的第一个消化专业组，也是协和最早从大内科分离出来的专业组之一。随后，张孝骞教授、文士域教授、陈敏章教授、潘国宗教授先后担任组长。1993年，消化专业组独立成科，陆星华教授、柯美云教授、钱家鸣教授、杨爱明教授先后担任消化内科主任。消化内科是教育部的重点学科之一，2010年首批入选国家卫生和计划生育委员会临床重点专科建设项目。

　　在学术方面，消化内科的前辈们做了大量工作，包括张孝骞教授担任中华内科学会名誉主任委员，陈敏章教授担任中华医学会会长，潘国宗教授担任中华医学会消化病学分会主任委员，陆星华教授担任中华医学会消化内镜分会副主任委员，钱家鸣教授担任中国医师协会消化医师分会会长、中华医学会消化病学分会副主任委员，杨爱明教授担任中华医学会消化内镜学分会副主任委员等。

消化内科有很多开创性的研究，在我国消化病学及消化内镜技术发展方面做了大量的探索工作。文士域教授开创了国内炎症性肠病的研究先河。1924年，消化科完成了首例硬式内镜检查。20世纪70年代初，陈敏章教授在国内率先引进并开展纤维胃镜、结肠镜等内镜检查技术，也完成了我国首例ERCP。20世纪80年代，陆星华教授开展了国内最早的静脉曲张硬化治疗。20世纪90年代，消化科开展了国内最早的超声内镜工作。2006年，消化科最早在国内开展了胃早期癌黏膜剥离术。在转化医学研究上，前辈们也做了很多开创性的工作。目前，科室已经发展成包括胃肠动力、胰胆疾病、早癌、炎症性肠病等在内的多专业大平台，体现了消化内科鲜明的医疗特色。

1933年，张孝骞教授在JCI上发表文章Gastric secretion in fever and infectious diseases

GASTRIC SECRETION IN FEVER AND INFECTIOUS DISEASES

By HSIAO–CH'IEN CHANG

(From the Department of Medicine, Peiping Union Medical College, Peiping)

(Received for publication September 12, 1932)

In febrile conditions derangement of gastric function constitutes one of the common symptoms. It may be either in the form of motor disturbance or manifested as secretory anomaly. For instance, nausea or vomiting frequently marks the onset of many acute infections. Anorexia as a rule persists throughout the course of such illness. These phenomena point to an impairment of the tone and motility of the stomach and have been attributed to the action of toxins on the gastric musculature (1) (2). They usually disappear after the disease process subsides. The secretory disturbance, on the other hand, may not be quite so apparent. Nevertheless it is not any less common. Achlorhydria has been found in various acute and chronic febrile diseases (3) (4). Faber (5) in discussing the etiology of achylia especially emphasized the importance of these febrile diseases as factors causing complete suppression of the gastric secretion. He believes that typhoid fever, more than any other infectious disease, is frequently complicated or followed by achlorhydria because in this disease there exists an intestinal infection and the stomach is therefore more easily affected. Faber also interprets the secretory changes on the basis of an anatomical lesion, probably in the form of gastritis. It is his opinion that the postfebrile anacidity is very likely to remain for the rest of the patient's life. While infection and intoxication have been generally held as the explanation of the observations quoted above, Meyer, Cohen and Carlson (6) have approached the relationship from another point of view. In their animal experiments these authors were able to obtain the same change in the gastric juice from fever and from application of external heat. Under both of these conditions gastrin, injected subcutaneously, failed to induce a normal secretion. When the temperature became normal the restoration of gastric function was prompt. This definite but transitory depression of the gastric gland cells was therefore considered to be directly produced by the elevation of temperature.

Most previous clinical observations concerning the gastric secretion in fever have been made with the Ewald meal. As the meal stimulus is not reliable as a means of detecting the capability of the stomach to secrete acid these observations require confirmation under conditions of maximum

155

158　　　GASTRIC SECRETION IN FEVER

TABLE 2

*Mean volume, acidities and total chloride content of the gastric juice produced within the first 20 minutes after histamine stimulation ***

Volume		Free HCl		Total acid		Total chloride	
Mean †	Standard deviation	Mean	Standard deviation	Mean	Standard deviation	Mean	Standard deviation
cc.	*cc.*	*0.1N per cent*	*0.1N per cent*	*0.1N per cent*	*0.1N per cent*	*per cent*	*per cent*
30.6 ± 1.2	17.3	30.0 ± 1.6	20.6	33.9 ± 1.5	22.6	0.332 ± 0.007	0.061

* Normal Chinese averages determined by the same technic are as follows: Volume, 54.8 ± 1.2 cc.; free HCl, 86.0 ± 1.1 0.1N per cent; total acid, 92.5 ± 1.1 0.1N per cent; and total chloride, 0.448 ± 0.003 per cent (8).
† Mean with its probable error.

The question naturally arises as to whether fever alone was responsible for this decrease in the gastric secretory function. Ten of the patients had a blood hemoglobin percentage below 60. That these anemic patients did not give the lowest degree of acidity was indicated by their

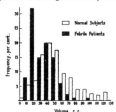

FIG. 1. THE DISTRIBUTION OF THE VOLUMES OF GASTRIC SECRETION OF FEBRILE PATIENTS COMPARED WITH THAT OF NORMAL SUBJECTS

average acidity (mean total acidity: 38.0 ± 4.9 N/10 per cent), which is somewhat higher than that of the total series. Furthermore the mean red blood cell count for the entire group was 4.525 ± 0.049 million per cubic millimeter and the mean hemoglobin was 83.9 ± 1.0 per cent, both being fairly normal figures. An attempt was made to correlate the degree of

消化内科十分重视教学工作。消化专业组早在20世纪60年代就入选国家教委硕士生培养基地，1982年成为博士生培养点，1984年成立国内首家消化内镜培训中心，2007年又成立内镜超声俱乐部，作为平台和中心进行学科教学的传播和交流。

协和教学工作注重床旁学习、言传身教、精益求精。一直以来，消化内科前辈们坚持到患者床旁去，"盯"住患者。张孝骞教授经常说"病人把宝贵的生命交给了医院，我们更应该戒、慎、恐、惧"，他的人生格言深深烙印在协和消化内科每一位医师心里，植根于科室的文化基因里。自20世纪50年代以来，消化内科为全国培养了进修医师、研究生千余人，在炎性肠病、内镜、胃肠动力、幽门螺杆菌、胃肠激素等各亚专业领域培养了大量人才。

在学术交流方面，北京协和医院消化内科每年举办消化疾

1957年7月，内科胃肠系进修生与消化科主任、医师合影前排左三为邓家栋教授、左四为张孝骞教授、左五为文士域教授

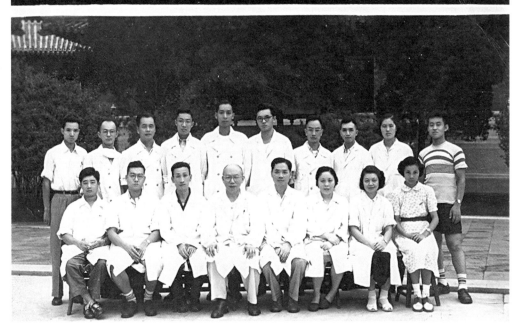

中国协和医学院内科胃肠系进修生结业留影57.7.

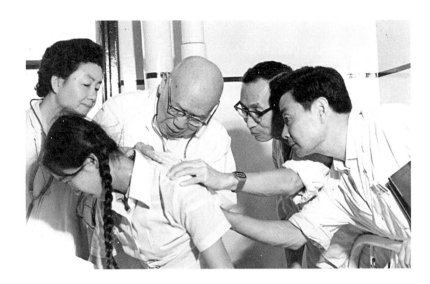

消化内科专业组
查房
左起：贝濂、
张孝骞、陈敏
章、余光明

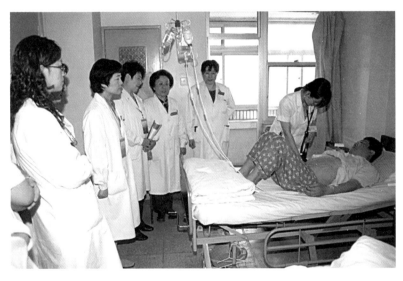

延续至今的三级
教授查房制度
右二为钱家鸣、
右三为鲁重美

病与消化内镜研讨会、胃肠神经病学与动力学术会议、炎性肠
病等学术会议，已经成为国内权威的学术交流平台。

　　张孝骞教授一直重视科研，在国内最早创建消化实验室，
并做了很多开拓性、前瞻性的工作。在前辈基础上，科室同事
接续努力，消化内科先后获得国家科技进步二等奖、卫生部科
技进步二等奖等一些杰出的成果。同时，20世纪90年代以来，
主编了多部大型学术专著。

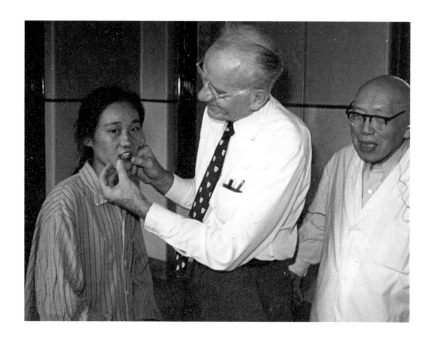

20世纪80年代，张孝骞教授和Swaz教授检查一例患Peutz-Jeghcrs综合征的住院患者

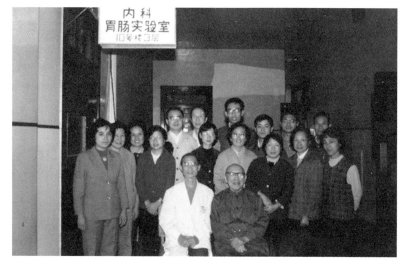

消化内科在国内最早创建消化实验室
前排左起：陈敏章、张孝骞；第二排左起：樊娟、陈元方、陆星华、阮清云、侯雪、鲁重美、薛友华、毕兆华、温淑豪；第三排左起：周志超、潘国宗、孙钢、蔡强、麦灿荣、陆国钧

　　多科协作查房是大内科一直坚持的传统，更是消化内科的一大特色。除本专业组查房外，消化内科一直坚持的ERCP讨论、肠病疑难病会诊、内镜疑难病例讨论，还有内科学系在整合思维理念下开展的内科大查房等，都真正实现了各科之间的碰撞和整合，增强了医生对疾病的基础与临床之间内在联系的

90 年代以来，消化内科荣获的国家级、省部级科研成果

胃肠激素及其受体的基础和临床研究

1992　卫生部科技进步二等奖

1993　国家科技进步二等奖

胃肠动力性疾病的临床研究

1994　国家科学技术委员会科技三等奖

肠易激综合征的研究

2005　北京市科技进步二等奖

2005　中华医学科技二等奖

胰腺癌综合诊治方案的基础与临床研究

2008　教育部科学技术进步奖二等奖

胰腺癌流行病学、筛查方案及内镜治疗的基础和临床研究

2008　中华医学科技奖二等奖

2009　教育科学技术进步奖二等奖

早期胃癌及癌前病变内镜下诊治关键技术体系建立与分子生物学研究

2016　北京市科技进步三等奖

理解，锻炼了"大视野"和"大思维"，对提高疑难病例救治成功率具有重要的意义。

　　张孝骞教授将《诗经》中"如临深渊，如履薄冰"作为自己坚持一生的行医理念，这也成为科室所有辉煌成就的精神密码，被深深烙印在科室文化中。前辈们始终把患者看作真正的老师，心里永远牵挂着患者，他们的精神和风范也将永远激励

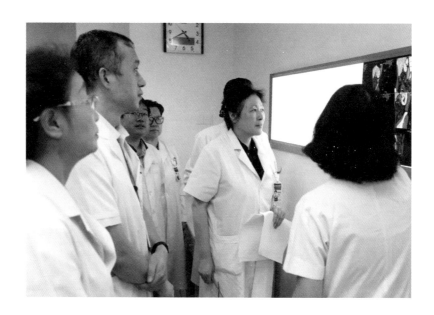

MDT讨论
右二为钱家鸣
教授

和鞭策着我们。

2021年，迎来协和百年华诞，消化内科将不断锐意进取，继续引领创新，做到百尺竿头再出发！

学科带头人

1921年7月，张孝骞在湘雅医学院专门学校学习，取得学业成绩和毕业论著两个第一名，被美国康州政府授予医学博士学位。1923年12月，张孝骞到北京协和医院内科进修，被当年协和严谨的工作作风吸引，留任并担任北京协和医院住院医师、总住院医师。

1930年，张孝骞在北京协和医院组建消化专业组，他一方面从事临床工作，另一方面得到当年北京协和医学院生理教研室帮助，主要从事胃液分泌的研究。1933年曾两次去美国，与

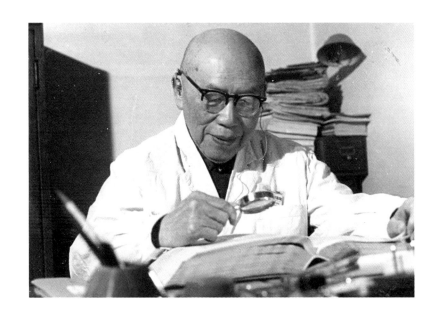

张孝骞 教授

斯坦福大学著名消化系统专家布龙菲尔德教授共同进行胃分泌研究。

1934年7月回到协和后，张孝骞担任消化内科专业组的组长。他第一个在临床上使用组胺法化验胃液分泌，并提出发热对胃分泌功能有抑制作用的新论点，从病理生理学上阐述了发热患者不愿进食的机制之一。他对阿米巴痢疾、溃疡性结肠炎、结核性腹膜炎、消化性溃疡等做了大量研究。其中以胃、十二指肠溃疡的系统观察和腹腔淋巴结核的诊断尤为突出。他还研究了胃溃疡与胃癌的关系，发现良性胃溃疡恶变者属少数，在5%以下。

抗日战争时期，协和一度停办，张孝骞也离开北京，主持并发展了湘雅医学院的工作。1948年9月再次受聘为北京协和医学院内科学教授和北京协和医院内科主任后，积极投入复校与开诊工作。他从美国请回张学德、文士域等内科专家，并把内科分成消化、心肾、传染、血液、呼吸等专业组，促成了内科学分支学科的专业化，开始了全面的科研工作。1948年，张孝骞任中华医学会常务理事和第一任内科主任委员。1955年被

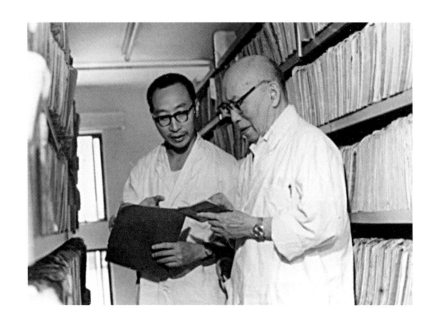

张孝骞教授在病案室查阅病历 左一为病案科马家润主任

推选为中国科学院首批生物学部委员（院士）。1962年9月被任命为协和医学院副校长。20世纪60年代初，张孝骞主持制定了胃肠炎病的国家重点科研规划。1978年以后，任中国医学科学院副院长，并补推选为全国政协常委。20世纪70年代末，亲自参加并主持了中国消化学会的成立并任名誉主任委员。张孝骞还长期担任《中华内科杂志》主编。在国内外杂志上发表有关消化、代谢、血液等方面的医学论著，影响较大的有50多篇。

1985年12月8日，88岁的张孝骞被吸收为中国共产党员。1987年8月8日在北京逝世，享年90岁。

北京协和医院的挽联，概括了张孝骞的一生：

"协和"泰斗，"湘雅"轩辕，鞠躬尽瘁，作丝为茧，待患似母，兢兢解疑难。"戒慎恐惧"座右铭，严谨诚爱为奉献，公德堪无量，丰碑柱人间。

战乱西迁，浩劫逢难，含辛茹苦，吐哺犹鹃，视学如子，谆谆无厌倦。惨淡实践出真知，血汗经验胜宏篇。桃李满天下，千秋有风范。

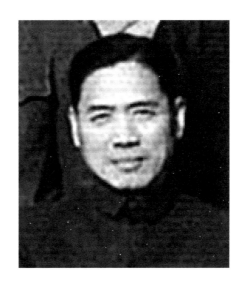

文士域 教授

　　文士域教授　1938年毕业于湘雅医学院，获医学博士学位。1948～1951年赴美国宾州医学院及哈佛医学院进修。在张孝骞教授的大力支持和举荐下，1951年10月文士域教授应聘从美国回到协和组建了协和消化实验室，这是当时少有的专科实验室。文士域教授主持的协和胃肠组致力于水电解质、营养代谢平衡吸收功能研究，在20世纪50年代已经可以完成粪便脂肪/蛋白定量、蛋白灰化及D-木糖等检测，是当时国内胃肠学界中唯一能进行此项研究的单位。

　　文士域教授积极开展水电解质平衡方面的研究，著有《水与电解质平衡》一书。1956年在《人民军医》杂志发表论著《溃疡性结肠炎二十三例之分析与探讨》，首次报道了炎症性肠病。1958年又在我国首次报道了吸收不良综合征。

　　1970年1月19日，文士域教授病逝。他严谨的治学精神、不畏困难、勇于实践的优良作风一直被协和"消化人"所铭记和传承。

1956 年   第 5 号   · 333 ·

论　　著

溃疡性结肠炎二十三例之分析与探讨

文士域*   胡懋华**   费立民***   史济招*

溃疡性结肠炎是一种原因不明的慢性疾患，于1875年为 Wilks[1] 氏首次描述，自1920年起即被医学界公认为特殊的临床病症。此后关于该病的报告陆续出现，但各家所用的名称多不一致。文献所见者除一般称为溃疡性结肠炎外，尚有原发性溃疡性结肠炎、非特异性溃疡性结肠炎、慢性远端溃疡性结肠炎、血栓性溃疡性结肠炎等名辞。此病在欧美各国比较常见，病势严重，死亡率亦高。根据 Rice-Oxley 及 Truelove[2] 二氏报告的121例，发病后一年内的死亡率为22%，1/3的患者在五年之内死亡，其余患者虽尚生存，但转为慢性疾患，常迁延多年，并产生各式各样的并发症，因而造成医疗上的极端困难与经济上的巨大损失。溃疡性结肠炎在我国的发病情况、临床表现及对国民经济所造成的影响等问题，国内尚少文献记载。本文之目的就是根据中国协和医学院在最近20年中所观察的23例加以分析，并对有关此病的各方面情况作一概括性探讨。

诊 断 根 据

本文报告的23例溃疡性结肠炎都经过了严格挑选，完全符合下述的诊断根据：(1)其典型的临床及X线徵；并经手术证明者8例，尸体解剖证明者一例(2)临床现象及X线徵不能确定诊断，经手术证实者5例；(3)其典型的临床现象及X线徵者9例，其中大多数病例曾追查3个月至10余年不等。

发 病 率

溃疡性结肠炎在欧美各国为比较常见的病，而且根据一般学者的观察,此病的发病率尚在继续增长中。Spriggs[3] 氏报告每1,000个住院病人中有溃疡性结肠炎5例。Kantor[4] 氏报告每1,000个胃肠疾患中有该病9例。又有人估计在一个500病床的普通医院中，每年大约可以遇见100～150例。此病在我国比较少见。本院自1935～1956年春约20年中，经确诊为溃疡性结肠炎者仅有23例，而且其中有外国人三例；足见其发病率确实远较欧美各国为低。现在由于公费医疗制的推行，人民生活水平的提高以及卫生宣传教育的展开，此病的发现可能有增加的趋势，因此医务工作者必须提高警惕，并对此病作进一步研究。

年龄及性别

溃疡性结肠炎可发生於任何年龄，但大多见於20～40岁之间。20岁以下及60岁以上者甚为少见。性别无大差异。本组23例之年龄及性别分布见表1。发病时最高年龄为56岁，最低年龄为18岁，平均为36.5岁。与国外文献报告者大致相同。

表 1　年龄及性别

年 龄 (岁)	住院时例数	罹病时例数
11—20	2	2
21—30	4	7
31—40	5	7
41—50	6	3
51—60	5	4
>60	1	0
总　　计	23	23
性　　别	男性 11例，女性 12例	

病 因

关於溃疡性结肠炎的病因，虽经近20年来许多学者的深入研究，尚不明白。此病在急性阶段的临床表现及乙状结肠镜检查所见的炎性改变，都像急性感染。但此病并不在某一地区

* 中国协和医学院内科学系
** 中国协和医学院放射科学系
*** 中国协和医学院外科学系

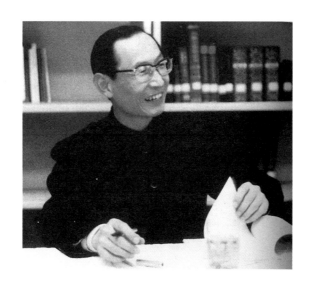

陈敏章 教授

陈敏章教授　1931年出生于上海市。1949～1955年在上海震旦大学医学院、上海第二医学院医疗系学习。1954年加入中国共产党，历任上海第二医学院附属广慈医院内科住院医师，北京协和医院内科住院医师、内科总住院医师、代理主治医师、主治医师、副主任、副研究员、教授，中国首都医科大学临床医学部主任、中国医学科学院临床医学研究所所长、中国首都医科大学副校长（北京协和医学院）、首都医院院长（北京协和医院）。1966～1976年任协和消化组组长。1984年9月起，先后任国家卫生部副部长、党组副书记、部长、党组书记，全国爱国卫生运动委员会副主任、中央保健委员会副主任、中国红十字会总会会长、中华医学会会长、中国科协副主席。中共第十三届中央候补委员、第十四届中央委员，第九届全国人大常委会委员、教科文卫委员会副主任。

陈敏章教授提出发展预防保健、农村卫生和继续振兴中医药三项工作重点，组织多部卫生法律法规的调研和起草工作，主持制定一系列对卫生工作具有指导意义的文件，积极推进医药教育和医学科学技术的发展。先后被世界卫生组织授予"人人享有卫生保健"金质奖章和"戒烟奖"，并获得美国霍普金

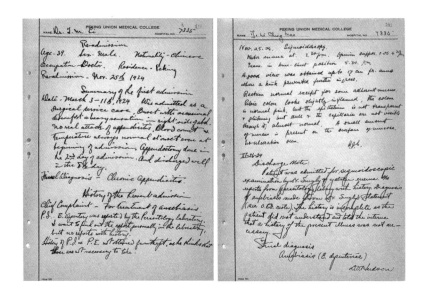

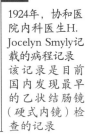

1924年，协和医院内科医生H. Jocelyn Smyly记载的病程记录该记录是目前国内发现最早的乙状结肠镜（硬式内镜）检查的记录

斯等大学的多项名誉学位和荣誉称号。

1924年11月25日，爱尔兰裔H. Jocelyn Smyly医生在北京协和医院完成了中国第一例有记载的硬式乙状结肠镜检查。

20世纪70年代，陈敏章教授感受到消化内镜对消化疾病诊治的巨大意义，因此加入了首批赴德学习先进消化内镜技术的医师队伍。归国后，陈敏章教授在国内率先引进了纤维胃镜及结肠镜技术，并于1973年完成我国首例逆行胰胆管造影术（ERCP）。1985年，中华消化内镜学组在上海成立，陈敏章教授任组长。陈敏章教授不仅积极开展内镜下诊断及治疗，还和科室同事一起举办多届全国消化内镜学习班，推动消化内镜学会成立，为我国的消化内镜技术的发展做出了巨大贡献。

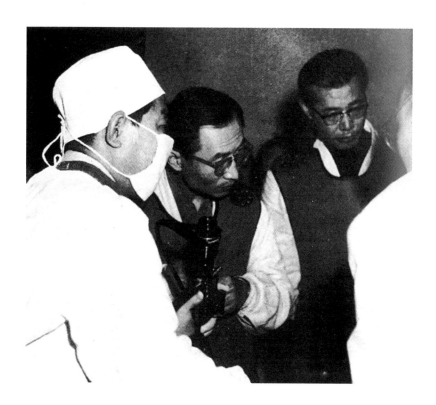

陈敏章教授（左二）完成了我国首例ERCP

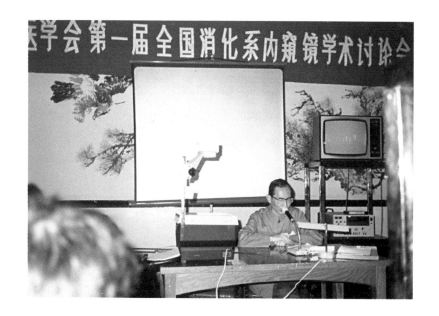

陈敏章教授在首届全国消化内镜学术会议上发言

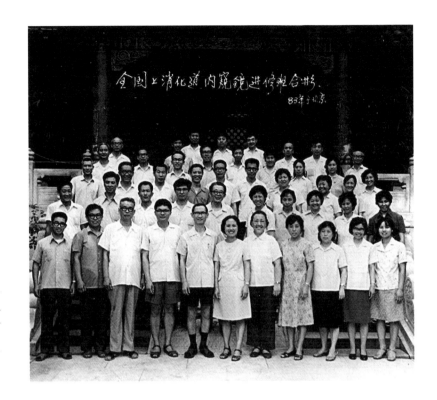

1983年，第一届全国消化道内窥镜进修班合影
首排左五为陈敏章、左六为陆星华

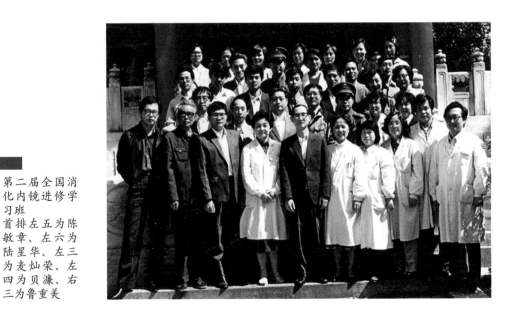

第二届全国消化内镜进修学习班
首排左五为陈敏章、左六为陆星华、左三为麦灿荣、左四为贝濂、右三为鲁重美

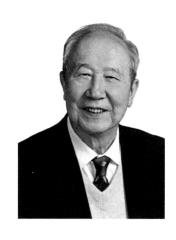

潘国宗教授　　1930年出生于上海。1957年毕业于北京协和医学院。20世纪60年代成为著名内科学专家、医学教育家张孝骞教授的研究生。在此期间，他还在我国著名生理学家王志均教授指导下学习消化生理。1980年作为第一批学者赴美国国家卫生研究院消化病研究所进修。

归国后历任北京协和医院内科副教授、教授、主任医师、博士研究生导师，内科消化专业组组长、消化内科临床消化病研究室负责人、医院学术委员会委员等。1992年享受国务院政府特殊津贴。曾任世界胃肠病学组织理事，中华医学会消化病分会主任委员、名誉主任委员、中华医学会理事；北京医学会理事、北京医学会消化病学会主任委员、名誉主任委员等。现为美国胃肠病学会荣誉国际会员。曾任《临床消化病杂志》主编、《中华消化杂志》副主编和顾问，《中华医学杂志》（英文版）、《胃肠病学》等杂志的编委。

20世纪80年代前，炎性肠病在全国还没有统一的诊断标准，临床上常被误诊为肠结核。潘国宗通过潜心研究，与著名病理学专家刘彤华院士共同提出诊断标准，其中关于克罗恩病的鉴别诊断一直作为经典文章被沿用至今。十余年来对临床最常见、较难治的"肠易激综合征"进行较系统的研究，在国际上首次证实了痢疾杆菌感染在IBS发病中的作用及其发病机制；2004

年，以通讯作者在英国*Gut*发表了署名论著，该杂志同期刊登了
"*East meets West*（东西方的交点）"的专家评论著章，认为该研
究把肠道感染在IBS发病机制中的重要性，提高到全球的视点。

迄今发表论著200余篇。他主编的《现代胃肠病学》大型
专著（1994）获1995年第七届全国优秀科技图书一等奖及1996
年卫生部科学技术进步一等奖；主译的《胃肠急症学》（美国
版，2000年）获2001年新闻总署的第十届全国优秀科技图书三
等奖。其科研成果《胃肠激素及其受体研究的临床意义》获
1991年卫生部科技进步二等奖，《胃肠激素及其受体的基础和
临床研究》获1993年国家科技进步二等奖。《肠易激综合征的
研究》获中华医学科技奖二等奖（2005）及北京市科学技术奖
二等奖（2006）。他被评为2009年度协和杰出贡献专家。

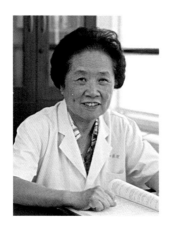

陆星华 教授

陆星华教授   1958年毕业于上海第二医科大学医疗系，
同年9月在北京协和医院内科工作，历任住院医师、总住院医
师、主治医师、副教授。1988年破格晋升为主任医师、教授，
1993年任博士生导师；1992～1994年任北京协和医院消化内科
主任；1994～2000年任北京协和医院内科主任兼消化内科主
任。1984年曾在美国OHIO大学医学院进修半年；1985年在德
国汉堡大学医学院进修消化内镜1年；1995年在日本昭和大学

参观学习3个月。1990～2000年任中华医学会消化内镜学会副主任委员。2005～2014年任中华医学会北京消化内镜学会主任委员，中央保健局专家组成员。2011年担任《北京医学》杂志第七届编委会编委。2011年7月至2016年6月担任浙江省干部保健特聘专家。2012年任中华医学会医疗鉴定专家库成员，2012年任药品价格评审专家。1995年享受国务院政府特殊津贴。

长达半个世纪的临床实践，陆星华教授积累了丰富的临床经验。在纷繁复杂的临床医疗中，抽丝剥茧，独具判断。2000年成为全国仅有的20位中央保健局专家组成员之一（当时消化学界唯一的受聘者）。由于医疗技术精湛，2005年被中央保健局授予先进个人奖。

20世纪90年代初，陆星华教授在国内率先开展食管静脉曲张的硬化剂治疗，并参与制订了"食管胃静脉曲张内镜下诊断和治疗规范试行方案（2003年）"。陆星华教授在国内首先将超声内镜（EUS）应用于临床，此后杨爱明教授重点研究EUS在消化系统疾病，尤其是EUS在胰腺疾病中的应用。

2008年陆星华教授"胰腺癌流行病学、筛查方案及内镜治疗的基础和临床研究"课题分别获得高等学校科学研究优秀成果奖（科技进步奖）二等奖及中华医学科技奖二等奖。2009年获得恩德思医学科学技术奖中国内镜杰出领袖奖。先后发表论著百余篇。

2009年，在陆星华教授的积极筹建下，北京协和医院消化内科内镜中心利用亚太高速互联网络（APAN），成功搭建全国首个消化领域的国际远程交流网络平台，使得北京协和医院与亚太多地区的消化同仁间能够进行实时、多边视频交流；在陆星华教授的组织协调下，中日双方在内镜操作技巧、病变识别经验、病理诊断标准及干预随诊等方面进行了多次的"面对面"研讨交流，使医生们在早期胃癌的诊治方面与国际先进国家同步、接轨。

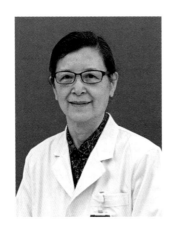

柯美云 教授

柯美云教授　1962～1968年就读于浙江医科大学医疗系。1978～1981年成为张孝骞教授和陈敏章教授的研究生。1981年获硕士学位。1992年起任硕士研究生导师，1994年起任博士研究生导师。

曾担任中华医学会消化病学分会胃肠动力学组组长，功能性胃肠病罗马Ⅲ和罗马Ⅳ委员会委员、罗马基金会国际联络委员会委员。对消化系统疾病的诊治有非常丰富的临床经验，尤其对胃肠动力性疾病和功能性胃肠病造诣颇深。1980年初应用腹腔镜结合病理诊断疑难肝病，并和各种影像学进行对照，评估了腹腔镜对诊断疑难肝病的价值。20世纪80年代后期提出选择性小肠造影结合诱发试验诊断不明原因的小肠出血。1984年底于美国进修归来后，与放射科、核医学科合作，建立了系列胃肠动力的检查方法，使之能应用于国内临床和科研，积极推进我国胃肠动力性疾病和功能性胃肠病的规范化诊治。对胃食管反流病、贲门失弛缓症、慢性便秘、肠易激综合征等有深入的研究，积累了丰富的诊治经验，并牵头相关的诊治指南的制定。近年来在胃肠功能和动力有关的心理障碍领域开展了深入的研究，创办了国家继续教育项目"北京协和医院功能性胃肠病合并心理障碍研讨会"。

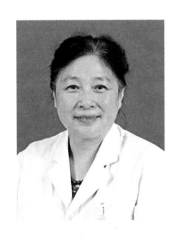

钱家鸣 教授

钱家鸣教授　1978年就读北京医科大学，1982年毕业后在北京协和医院工作至今。1984~1989年北京协和医科大学硕士与博士研究生。1990~1992年赴美国国立卫生院完成3年博士后训练。现任北京协和医院消化内科教授、主任医师、博士生导师。曾任中国医师协会消化医师专业委员会会长，中华医学会消化分会（第六至九届）副主任委员，北京消化疾病专业委员会主任委员，炎症性肠病学组组长，2018亚洲IBD联盟会议主席，担任《中华消化杂志》中英文版、《中华医学》英文版等多本杂志的副主编，《中华内科学》等10种杂志的编委。

钱家鸣教授通过大量的临床实践，总结积累了丰富的临床诊治经验，善于处理消化内科各种疑难病症。曾首次报道系统性红斑狼疮以呕吐、尿频、低蛋白血症为表现病例的成功诊治经验；报道了少见疾病如自身免疫性胰腺炎、神经内分泌肿瘤、腹膜后纤维化、肝淀粉样变等疾病的诊断和治疗经验；特别是在炎症性肠病及胰腺疾病等消化疾病的诊断治疗方面有丰富经验，在国内业界和患者中有较高声誉。同时积极参与科普工作，先后主编四部消化科普书籍。并从2005年开始担任中央保健委员会专家。

钱家鸣教授先后两次赴美接受严格科研训练，承担了多项国家级科研项目，同时获得多项奖项和发表论著200余篇；特别是近年牵头炎症性肠病诊治规范与推广的大型公益项目，为提高我国炎症性肠病诊治水平做出积极贡献。

钱家鸣教授为协和医学院首批教学名师，是全国消化研究生教材主编，曾获得卫生部颁发的"教书育人先进个人奖"、北京市教育局颁发的"舒而美恩师奖"、首届中国人民广播电台京城好医生的"金牌好医生奖"。

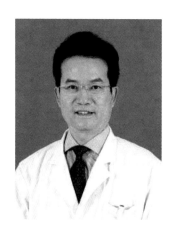

杨爱明 教授

杨爱明教授　博士研究生导师，主任医师，教授。现任北京协和医院消化内科主任。任第十二届、第十三届全国政协委员，中华医学会消化内镜学分会副主任委员、中华医学会消化内镜分会超声学组组长，中华医学会北京市消化内镜分会候任主任委员，中华消化内镜杂志副主编，国家卫生健康委员会突出贡献中青年专家。

杨爱明教授曾经在香港中文大学、德国汉堡大学和日本神户大学等地研习ERCP、超声内镜、超声内镜引导下穿刺等技术，以及内镜下消化道早期癌的诊断与治疗等。多年来完成大量的内镜诊治工作，包括胃镜、结肠镜、超声内镜和ERCP等；开展多种内镜下治疗新技术包括EMR、ESD技术，超声内镜引导下穿刺技术，胰腺假性囊肿的内镜下引流技术，胆管内超声检查术等。是我国最早开展内镜超声应用与研究工作的医生之一。开创性提出胰胆疾病诊治中"两E"技术的互补作用。

2009年杨爱明教授开始组织国内9个中心的课题"胃早期癌及癌前病变内镜诊治多中心技术体系建立和应用研究",获得"十二五"国家科技支撑计划资助。2014年"胃早期癌筛查"获北京市科委重大课题资助。2016年"胃早期癌诊断多中心研究"获"十三五"国家科技支撑计划资助。在国内外重要医学杂志上共发表论著150余篇,参与编写专著30余部。获得"北京协和医院医疗成果奖"二等奖2项、三等奖4项。2010年、2015年、2021年连续三次获得"中央保健先进个人"称号。

党建工作

消化内科党支部的前身是内科胃肠组与血液组党支部,1996成立了新的消化内科党支部,历任书记包括:陈寿坡、麦灿荣、钱家鸣和吴东同志。在百年协和的历史上,消化内科的前辈们一直不忘为中国人民谋幸福和为中华民族谋复兴的初心与使命,兢兢业业,艰苦奋斗,在各自岗位上贡献着自己的热情与力量。

1919年,"五四"运动爆发,正在湘雅医学院就读的张孝骞,在湘雅学生创立的进步刊物《学生救国报》创刊号上编译世界各国媒体对"五四"运动的报道,并发表评论:"外人虽欲伸公论,然而爱莫能助也;故欲救中国之亡,中国宜自努力。"后来《学生救国报》改版为《新湖南》,毛主席曾担任主编。1937年卢沟桥事变爆发,张孝骞不愿在华北沦陷区工作,辞去协和医院的高薪工作,奔赴战火连天的长沙,被湘雅校董院董联席会议公推为湘雅医学院院长,并带领湘雅全体师生西迁，在极其艰苦的条件下保存中国医学未来的火种。1948
年9月，张孝骞拒绝了来自国外的邀请，迎着隆隆的炮声北
上，毅然选择重返协和为建设新中国奋斗。20世纪60年代，以
张孝骞、林巧稚为代表的协和医生，率先响应毛主席"六二六
指示"的号召，深入基层，为广大人民群众提供医疗服务，并

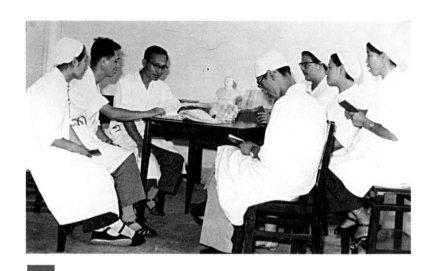

陈寿坡（左三）
在南溪山医院
病房查房

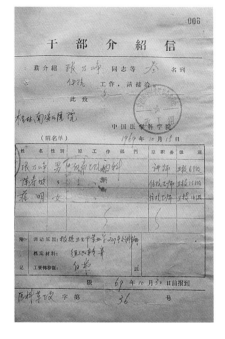

张乃峥、陈寿
坡、蒋明的干
部介绍信

为卫生防疫以及三级医疗的体系建立，献计献策。1985年12月18日，88岁的张孝骞面对火红的党旗庄严宣誓，这位一生坚持共产主义理想的老人终于在耄耋之年成为了一名光荣的共产党员。

张孝骞入党宣誓的领誓人是消化内科支部的首任支部书记陈寿坡同志。1968年，为了支援越南人民抗击美帝国主义的侵略，中国政府在桂林组建桂林南溪山医院，并调派协和医院原院长林钧才担任院长。为了加强桂林南溪山医院业务力量，1969年，包括内科张乃峥、陈寿坡和蒋明在内的十几名职工被调往支援桂林南溪山医院的建设与发展。陈寿坡与蒋明夫妇举家迁往桂林，扎根南溪山七年。陈寿坡历任主治医师、内科病区主任，尽最大努力救助越南伤员，支援了越南人民的民族独立与反帝斗争，为中越两国友谊作出了重要贡献。

老党员的言传身教，消化支部的党建学习，让消化内科的全体成员都具有牢固的大局观，从而顾大局，识大体，保持着强大的战斗力。面对国家、医院、科室的重要决策，消化人不计个人得失，坚决执行。2020年初新冠肺炎疫情暴发后，消化内科迅速选派吴东、柏小寅、孙红、翟朝璐4名医护人员加入国家援鄂医疗队驰援武汉，并派出施文、谭蓓等医生增援医院发热门诊，为举国抗疫大战贡献绵薄之力。在援鄂抗疫初期，大家面对新冠疫情的未知恐惧以及长期穿戴防护装备高强度工作带来的疲惫感，使得许多年轻医疗队员产生了畏难情绪。国家援鄂医疗队成立了五大临时党支部，吴东同志担任第三临时党支部书记，组织支部党员进行了《武汉三镇与中国革命》《从井冈山斗争看抗疫策略》两堂党课，极大鼓舞了队员们。科室坚决贯彻医院院感防控要求，积极探索三级查房新模式，保障病房工作的安全高效开展，做到抗"疫"大战和日常医疗工作两不误，保证两个"零"感染，顺利完成了党和医院交给的任务。

回望百年，消化内科在医院的领导下，与国家和党同呼

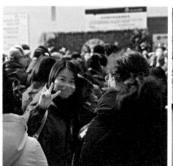
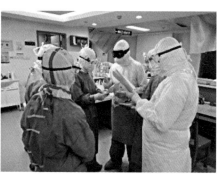
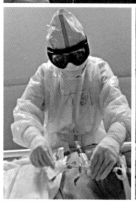
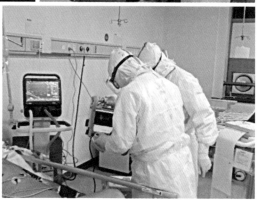

国家援鄂医疗队
左上：翟朝璐护士出征前
右上：吴东书记讲述患者病情（右三）
左下：孙红护士在武汉病房为患者吸痰
右下：柏小寅医生（左一）在患者床旁工作

吸、共命运，在每一个重要的历史时刻都紧跟党的脚步，为祖国和人民做出了自己的贡献。下一个百年，我们也会坚定信念，牢记使命，不忘初心，继续前行。

心内科

历史沿革

1921年6月北京协和医院使用弦线式心电图机记录了中国第一例心电图，到次年6月已经完成了275份心电图报告。1928年北京协和医院又购进两台Cambridge公司生产的心电图机，时任临床生理实验室主任的戚寿南带领董承琅、卞万年等人继续大力推广心电图检查，北京协和医院成为我国心血管病专业发展的摇篮。1931年董承琅医师任北京协和医院内科副教授，建立了我国历史上第一个心脏病科并担任科主任，他和卞万年等同事一起建立了心脏病专科门诊和心脏临床生理实验室，为

1948年10月，在北京协和医院重新开业时医护人员合影董承琅（前排左三）、张孝骞（前排左七）

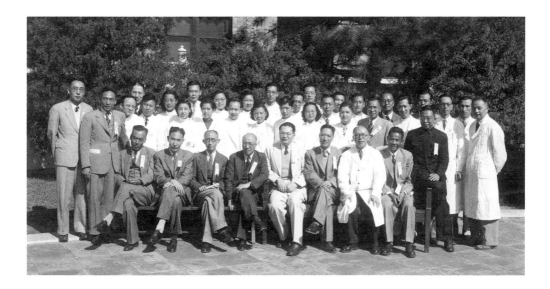

中国心脏病学、心电图学的开创和启蒙做出了巨大贡献。1941年北京协和医院因日本侵华战争关闭，董承琅医师回到家乡上海，卞万年医师则到天津工作。

1948年北京协和医院重新开业，黄宛由国外学习归来，方圻也从天津中央医院来到北京协和医院，加上当时的一名技术员，重新组建了北京协和医院内科心脏病专业组，他们秉承老协和的做法，建立了实验室，进行相关的临床诊断、检查和化验，将老式弦线式心电图机升级改造为国内首台12导联心电图机，并在全国推广应用，极大推动了我国心电图诊断的发展。1951年北京协和医院黄宛、方圻等医师带领内科心脏病专业组在国内率先开展右心导管检查，诊断和评估先天性心脏病、风湿性心瓣膜病和缩窄性心包炎等疾病，为介入心脏病学的发展和血液动力学监测的应用奠定了基础。1956年接受国家安排，方圻调离北京协和医院开始参与筹建中国医学科学院阜外医院。1959年方圻自阜外医院调回北京协和医院协助张孝骞主任，担任内科副主任并主持心肾专业组工作，同年黄宛由北京协和医院调入阜外医院。

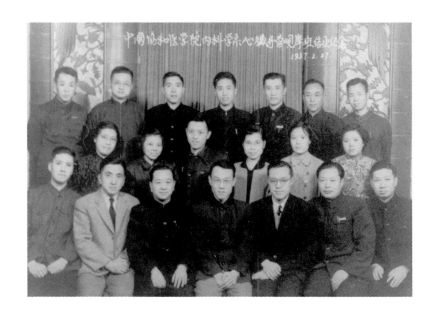

1957年北京协和医院举办的心脏导管培训班黄宛（前排左四）、方圻（前排左五）

　　20世纪70年代末，方圻教授接任内科学系主任并重启了心内科建设，建立冠心病监护病房，开始冠心病临床研究，并逐渐开展了心律失常、高血压和心力衰竭研究。1979年内科心脏病专业组和肾脏病专业组分开，心脏病专业组进入快速发展阶段。在金兰、吴宁、戴玉华、纪宝华、游凯、朱文玲等医师带领和推动下，急性心肌梗死的静脉溶栓治疗、心脏电生理和起搏、心脏超声诊断、冠状动脉介入诊断和治疗、心血管临床药理等临床工作都在这一时期展开，并逐渐形成相应的心血管亚专科。1991年时任北京协和医院内科主任和心脏病专业组组长的吴宁教授在国内率先开始阵发性室上性心动过速的射频消融治疗，并逐渐扩展到房性心律失常、室性心律失常的治疗，达到国际先进水平。朱文玲教授带领同事开展了经胸和经食管超声心动图、三维重建超声心动图、冠状动脉内超声以及胎儿超声心动图等项目。同期，金兰等多位教授带领张抒扬等主治医师，在国内率先开展急性心肌梗死静脉溶栓治疗与研究，探索国人溶栓药物的治疗剂量，比较几种溶栓药物的疗效及安全性，为在全国范围内规范开展急性心肌梗死的药物再灌注治疗做出了突出贡献。1993年北京协和医院内科心脏病专业组改称心内科。

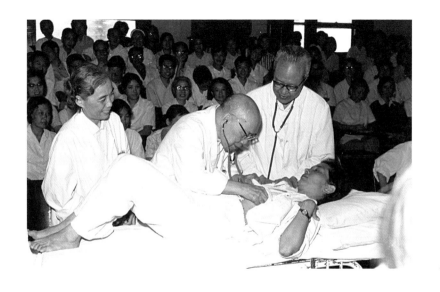

1977年协和内科大查房
左起：金兰、张孝骞、方圻

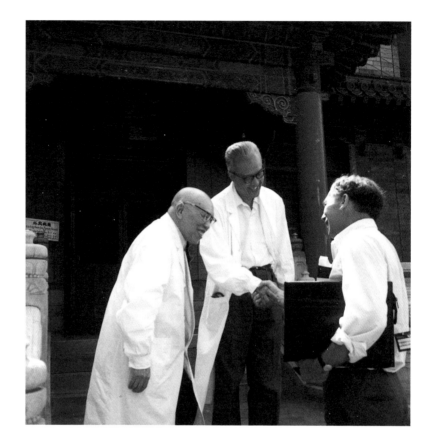

1981年9月，美国约翰·霍普金斯大学医学院代表团访华期间，张孝骞与方圻一起接待两位代表团成员：Victor A. McKusick（医学遗传学家）和Richard S. Ross（内科学家）

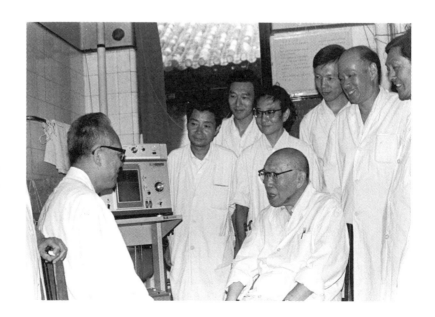

1981年张孝骞主任参加心脏病专业组疑难病例讨论
方圻（左一）、吴宁（第二排右四）、纪宝华（第二排右二）、游凯（第二排右一）

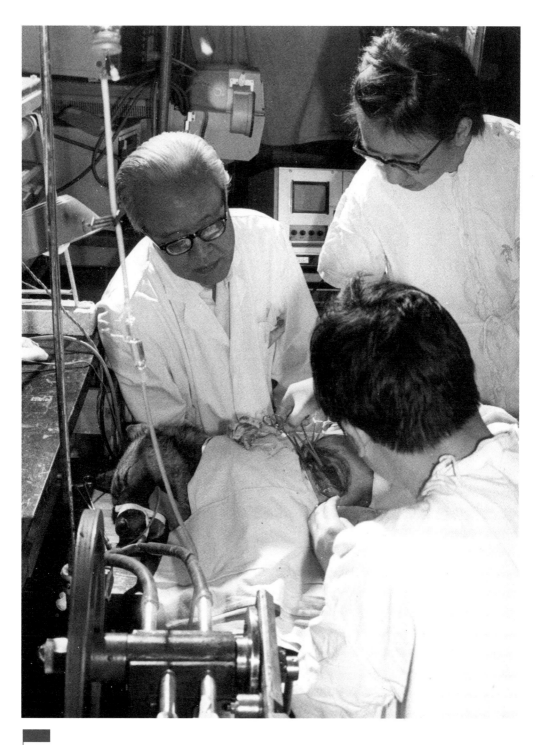

1988年在方圻教授指导下心脏病专业组开展动物心电生理实验

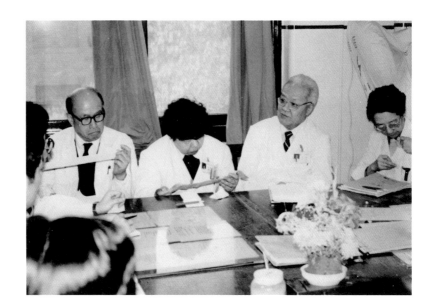

20世纪90年代
初心脏病专业
组查房
左起：纪宝华、
戴玉华、方圻、
吴宁

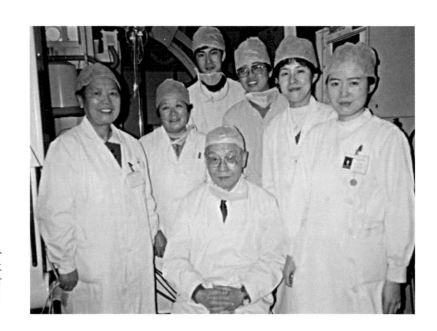

1991年北京协
和医院黄宛教
授（中）与射
频消融术人员
合影

进入21世纪，心内科紧随心律失常射频消融治疗前沿，利用Carto三维标测系统，提高了对复杂心律失常，如房颤、非经典房扑、瘢痕相关性室速等治疗的成功率；通过心脏转复除颤器对心源性猝死高危患者进行猝死的一级预防和二级预防，并处于国内领先水平。同时在方全教授的带领下积极开展心肌活检技术，结合心肌病理、心脏影像、基因分子诊断技术，大幅提高了北京协和医院疑难心肌病的诊疗水平。

同期，担任北京协和医院心内科导管室主任的张抒扬教授积极地将国际先进技术和理念特别是心血管介入治疗规范技术与操作应用于临床工作中，对各级医生特别是介入医生加强培训，严格掌握冠心病支架治疗指征，并在导管室坚持给每一位患者术中监测凝血指标，成为全国唯一一家根据每个患者具体ACT指标实现精准抗凝治疗的单位，使得北京协和医院因操作规范、疗效满意而在全国享有盛誉。张抒扬教授带领导管室团队还在全国率先建立了急性心肌梗死的绿色通道，心内科建立了六支急救介入队伍，真正做到只要患者病情需要，导管室医护人员24小时随叫随到，北京协和医院急性心肌梗死急诊直接血管重建比例最高，真正把支架技术用在了刀刃上，对最需要的患者起到了救命作用。同时急性心肌梗死单病种住院花费最低、急诊使用支架最少、住院病死率最低，达到了国际先进水平（自2000年以后急性心肌梗死住院病死率协和医院保持在每年5%以下，而国内平均水平是在10%左右）。协和心内科急性心肌梗死救治不漏掉一个也不误诊一个的理念，深受患者和同道好评。同时，冠状动脉诊疗水平也进步迅猛，积累了很多复杂、高危、合并症多的冠心病患者以及各种系统性疾病导致冠状动脉病变患者的成功诊治经验，形成协和特色。

协和心内科保持对内科以及心血管系统各种疑难杂症和危重病例不断探寻病因及发病机制的传统，成功诊治了很多复杂疑难及危重病例。如在心肌病中预后极差且易于误诊误治的罕见性转甲状腺素蛋白心肌淀粉样变的诊治与研究方面，建立心内科、神经内科、血液内科、核医学科、病理科、基因检测和遗传咨询的多学科诊疗团队共建规范诊治平台，探索并验证心肌核素显像检测心肌淀粉样变并进行分型的相关临床应用，为患者提供早诊早治和规范管理的平台。此外牵头国外治疗心肌淀粉样变的新药Tafamidis的国内药物观察研究，为患者病情缓解、控制及降低病死率做出贡献。发扬和传承三基三严的工作作风，在北京市和全国多个省（市）开展协和心内科疑难病例示范讨论会，将诸如上述情况的多种疑难罕见病例的诊治经验和研究向相关专业同行分享和推介，案例质量和教学效果受到参会者高度称赞。

近年来，张抒扬教授牵头全国罕见病队列项目和注册登记平台的建设，北京协和医院心内科建设的心血管罕见病队列已初具规模，借助协和多科协作和现代诊疗技术平台，疑难罕见心血管疾病的精准诊治水平在国内领先，也培养了一支专注心血管系统罕见病的优秀中青年医护人才队伍，推动了新药和孤

2009年心内科新春联欢会合影

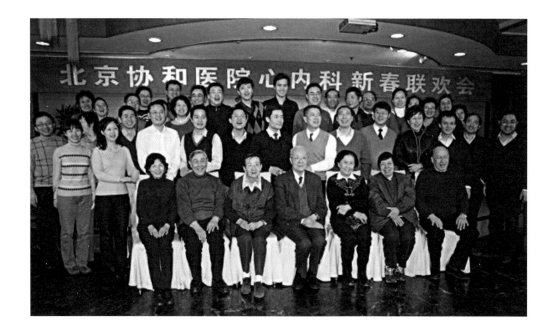

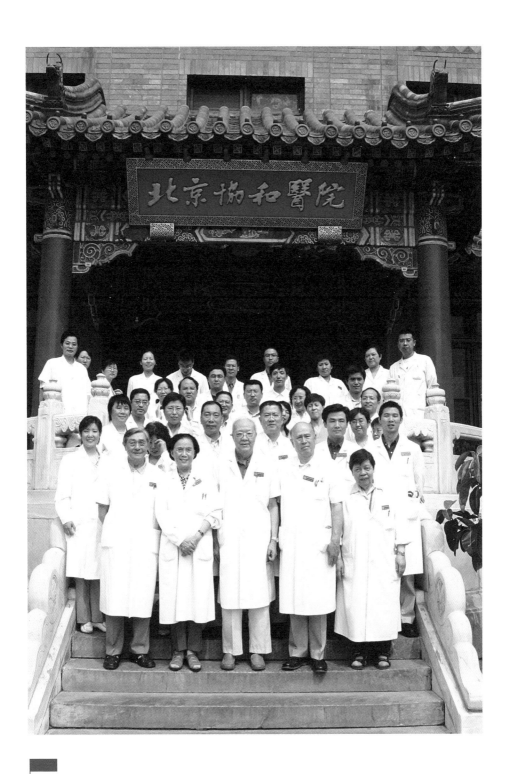

2005年心内科医生和部分护士集体合影

儿药对罕见病患者的临床应用。

2020年初，新冠肺炎疫情暴发，北京协和医院组建了含186名医护人员的援鄂国家医疗队，在武汉整建制成立ICU救治极危重症新冠肺炎患者。在北京协和医院院长、心内科教授张抒扬的带领下，严晓伟、高鹏、吴炜、田然、钱浩、郭帆等医师，吴楠、张颖、袁胜、李奇、付静等护士投身到抗疫一线的多学科协作诊治中。在抗疫一线开展床旁超声心动图、循环支持与容量管理，临时起搏治疗，强化抗凝策略，针对新冠病毒感染重症患者出现的恶性心律失常、心力衰竭、心源性猝死采取有效预防和治疗措施，提高了极危重症患者的救治成功率。同期北京协和医院内部，荆志成主任与急诊科、感染防控处等部门合作，带领全体同事探索新冠肺炎疫情期间救治急性心肌梗死的最佳方案，救治了大量心血管急危重症患者同时保护医务人员零感染，得到国内外广泛关注并受邀将协和抗疫期间防治急性心肌梗死的方案全文发表于世界权威期刊《欧洲心脏杂志》，与全球同行分享协和经验。情怀化热血、担当志为先，心内科在国家危难、抗击疫情的重要历史时刻留下坚实的脚印。

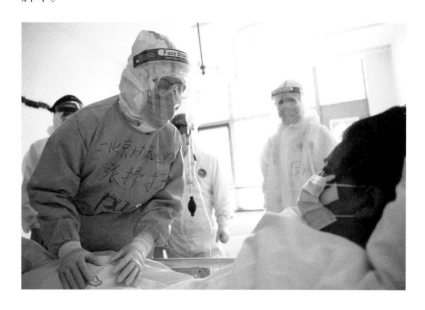

2020年张抒扬书记在武汉ICU病房诊治重症患者

科室设置

　　2020年初，荆志成教授由中国医学科学院阜外医院调入北京协和医院任心内科主任。他重新调整了北京协和医院心内科发展的方向和目标，致力于引领心血管疑难危重及罕见病诊治更高的临床与学术目标。在原有亚专业的基础上，初步建立了高血压和血脂代谢异常、心力衰竭、动脉粥样硬化、心律失常、肺血管疾病、血栓性疾病、结构性心脏病、肿瘤心脏病、心脏影像等亚专业组。积极与心外科合作，迅速开展了儿童及成年人先心病介入治疗、经皮肺动脉球囊扩张术、肺动脉内膜剥脱术等新技术。与临床药理中心等优势学科合作，北京协和医院心内科作为全球组长单位启动了全球第一个内皮素受体单克隆抗体生物制剂以及数个中国独立知识产权创新药治疗肺动脉高压的新药临床试验。张抒扬、荆志成、严晓伟、方理刚、范中杰、沈珠军、邓华、陈未、刘震宇、程康安等专家成为心内科新时代的中坚力量。

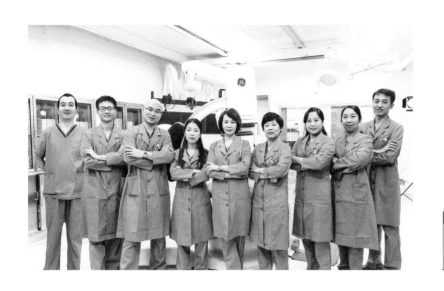

2019年心内科导管室全体护士合影

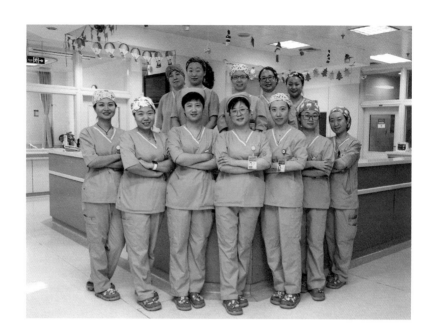

2019年CCU全体护士合影

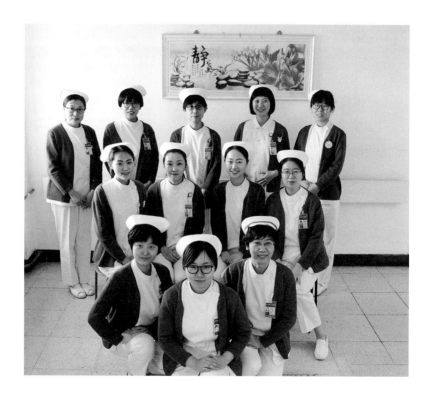

2019年心内科病房全体护士合影

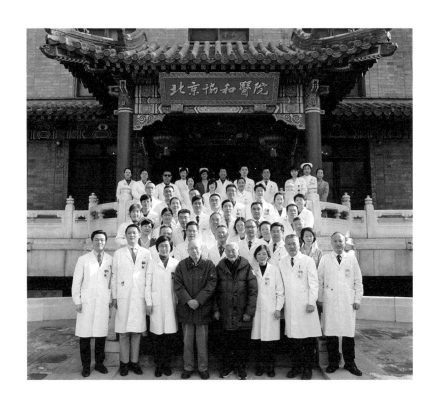

2020年心内科全体合影

学科带头人

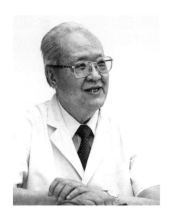

方圻 教授

　　方圻教授　祖籍安徽定远，1946年26岁的方圻获得医学博士学位，被分配到天津中央医院工作，1948年调入北京协和医院。在解放初期方圻教授排除困难修复了北京协和医院最早的心电图机并在全国范围内推广和普及了心电图的使用。他还与黄宛教授在国内首先开展了右心导管检查，这项技术的临床应用大大提高了当时严重危害群众健康的先天性心脏病和风湿性心脏病的诊治水平。之后，心内科在国内率先开展的各项诊疗新技术、新方法（如心内电生理检查、心脏起搏器、超声心动图等）无不凝聚着方圻教授的努力与支持。20世纪70年代以后方圻教授在中华医学会心血管病学分会等多个国家级心血管学术机构担任要职，为促进我国心血管疾病的防治工作并与世界接轨做出了卓越贡献。方圻教授医术精湛，在工作中对患者一视同仁，作为三代国家领导人的保健医生，不因为患者的贫富贵贱而区别对待，获得患者的信赖；对待下级医生言传身教，循循善诱，严格要求也注重他们的发展，得到了医护人员和学生的尊重与爱戴。方圻教授是一位温润如玉、外圆内方的谦谦君子，更是一位高瞻远瞩的学科拓荒者和领路人。

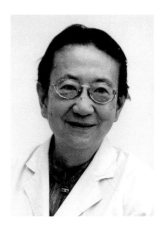

吴宁　教授

　　吴宁教授　祖籍福建，生于北京，1956年以优异的成绩从北京协和医学院毕业，成为一名协和医院内科住院医师。在担任住院医师期间，她严于律己，苦练临床基本功。从1970～1974年，吴宁响应祖国的号召，到缺医少药最艰苦的西部地区——德令哈人民医院内科工作，为当地的穷苦牧民带去了温暖和希望。20世纪90年代初吴宁教授敏锐地注意到心脏介入电生理时代的到来，在国内率先建立并开展射频消融治疗室上性心动过速的临床工作，经过不懈的努力和钻研，吴宁教授带领团队在北京协和医院电生理导管室圆满完成了100余例射频消融治疗快速性心律失常的手术。此后吴宁教授在全国积极推广射频消融技术，编写了临床心脏电生理教材。1994～2002年，吴宁教授担任中华医学会心血管病分会主任委员，她积极促进中国参与世界心脏联盟并在国内召开心血管病年会，利用专业优势，建立心脏电生理学组，极大地推动了中国心脏电生理事业的发展。2008年，吴宁教授因其在心律失常射频消融中的突出贡献被授予中国心脏介入终身成就奖。

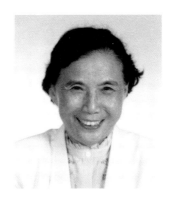

金兰 教授

金兰教授　江苏靖江人，1946年就读于上海医学院医疗系，20世纪50年代在著名心脏病专家董承琅教授指导下，开始专攻心血管疾病。1960年来到北京协和医院担任心肾专业组组长，并于1972年开始担任内科副主任。金兰教授长年坚持参与临床一线工作，亲自或指导年轻医师抢救心血管危重患者，医术精湛。当时急性心肌梗死的死亡率高居不下，她带领年轻医师不遗余力地总结急性心肌梗死的临床规律及治疗经验，较早地在国内设立冠心病监护病房，开展溶栓治疗，并对冠心病与血栓的关系进行了系列研究，阐述不稳定型心绞痛、急性心肌梗死患者血小板功能、纤溶活性的变化，提出溶栓药物和抗血小板药物在冠心病患者中的合理应用，为降低我国急性心肌梗死的病死率做出了很大贡献。

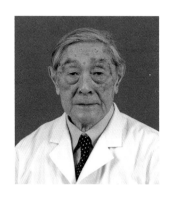

游凯 教授

游凯教授　广东省汕头人，1956年毕业于北京医科大学医学系，之后被国家选送留学波兰，1960年获得医学博士学位。回国后，游凯教授专注于动脉粥样硬化、血脂与冠心病关系的研究。1973年来到北京协和医院内科心肾组工作。1984年游凯教授到英国伦敦大学皇家医学研究生院临床药理科进修。回国后，游凯教授承担了大量的中国协和医科大学临床药理学教学工作，并潜心进行心血管药物临床药理和临床评价的研究工作，牵头多项新药的临床试验。他曾任多届卫生部新药审评委员会委员和国家药品监督管理局审评专家库专家，参与建立了我国新药临床研究的标准流程和规范，并参与起草中国药品临床试验管理规范。

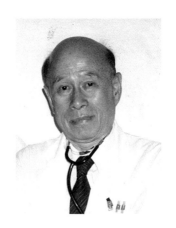

纪宝华 教授

　　纪宝华教授　湖北省黄梅县人，1956年毕业于上海第一医学院，分配到北京协和医院工作。数十年来纪宝华教授一直从事临床医疗工作，包括会诊、急诊、门诊及病房工作，熟练处理各种心血管疾病，抢救过许多危重患者。担任特需医疗部主任时期，在高干保健病房完成了大量工作。科研方面，纪宝华教授在心血管血流动力学和高血压诊治方面进行了深入研究，曾获得"中国高血压临床教育突出贡献奖"。他还承担了大量中国协和医科大学的医学生、进修生及研究生的教育教学建设和改革工作。曾任北京协和医科大学副教务长，北京协和医院教育处长、副院长，获得"北京市卫生系统先进个人"和"北京市总工会爱国立功标兵"称号。

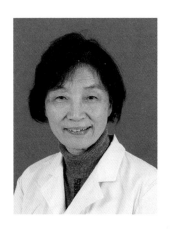

朱文玲 教授

　　朱文玲教授　浙江人，1963年从上海第一医学院毕业后一直在北京协和医院工作。朱文玲教授内科基本功扎实，坚持临床工作近60年，不仅在心血管危重症治疗方面经验丰富，也擅长继发于全身疾病和疑难罕见的心血管疾病的诊断和治疗，为协和心血管内科形成诊治疑难重症罕见疾病的特色做出了很大贡献。1985年她去美国学习超声心动图，回国后带领同事开展了经胸和经食管超声心动图、三维重建超声心动图、冠状动脉内超声以及胎儿超声心动图等项目，使很多疑难患者得到确诊，优化了多种常见心脏疾病的诊治流程。朱文玲教授负责开展的超声负荷试验诊断冠心病及存活心肌，血管内超声的临床应用及多个心力衰竭、冠心病防治方面的临床研究影响深远，获得卫生部及国家科技进步奖。朱文玲教授还一直承担教学任务，关心青年医师的专业发展，她的很多学生都成长为优秀的心脏病学科专业人才。

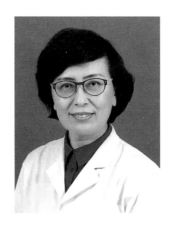

张抒扬　教授

　　张抒扬教授　吉林省吉林市人，师从方圻教授和金兰教授，于1991年获中国协和医科大学博士学位，1995～1999年在美国完成博士后研究。回国后，张抒扬教授担任导管室主任，积极地将国际先进技术及心血管介入治疗规范操作应用于临床工作中，对各级医生加强培训，严格掌握冠心病支架治疗指征，将治疗指南与个体化诊疗紧密结合，受到患者的广泛好评，获得"北京市医德标兵"称号。近年来张抒扬教授致力于中国罕见病防治诊疗体系的建立和完善，牵头建设多个国家级平台并从多方面开展突破性实践，惠及中国三千万的罕见病患者。在2020年抗击新冠肺炎疫情的战斗中，时任北京协和医院党委书记的张抒扬教授带领北京协和医院援鄂医疗队奋战在武汉抗疫一线，出色地完成了救治危重症患者的任务，她本人也因为杰出的贡献被评为"全国抗击新冠肺炎疫情先进个人"并被授予"三八红旗手"称号。张抒扬教授学识渊博、平易近人，想患者所想。享受国务院政府特殊津贴，获得"国家卫生计生委突出贡献中青年专家"、中华医学会"国之名医优秀风范"和"卓越建树奖"和"人民好医生特别贡献者"荣誉称号。

党建工作

心内科党支部于1996年成立，在内科党总支的领导下，不断规范组织纪律，定期学习党的理论政策，提高思想觉悟，发挥着心内科战斗核心和堡垒作用。历任党支部书记为张德利、张抒扬、方理刚和严晓伟。在新冠疫情援鄂战斗中，张抒扬和严晓伟教授亲临抗疫一线，心内科有6名医护骨干递交了入党申请书并火线入党。在最艰难的时刻，心内科党员不惧风险，冲锋在前，发挥了先锋模范作用。

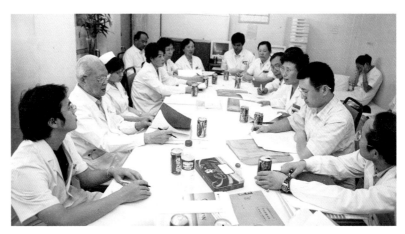

2006年心内科党支部会议

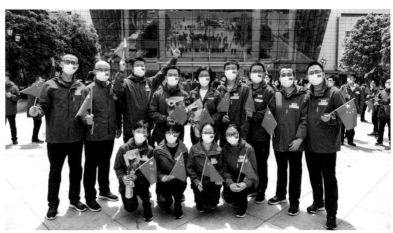

2020年心内科驰援武汉抗疫前线的全体医护合影

专科成就和荣誉

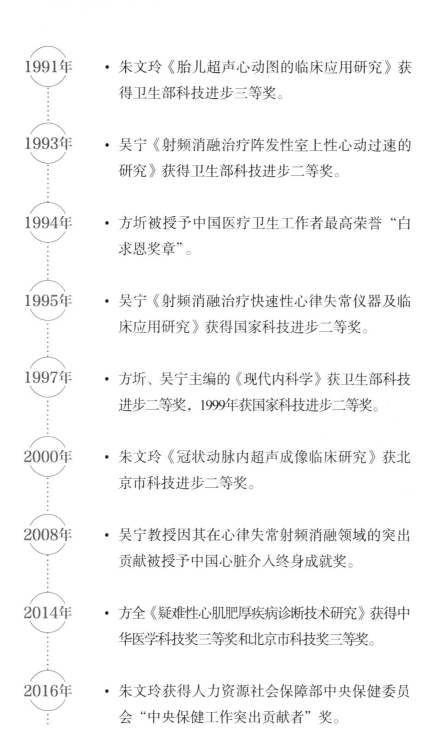

1991年
- 朱文玲《胎儿超声心动图的临床应用研究》获得卫生部科技进步三等奖。

1993年
- 吴宁《射频消融治疗阵发性室上性心动过速的研究》获得卫生部科技进步二等奖。

1994年
- 方圻被授予中国医疗卫生工作者最高荣誉"白求恩奖章"。

1995年
- 吴宁《射频消融治疗快速性心律失常仪器及临床应用研究》获得国家科技进步二等奖。

1997年
- 方圻、吴宁主编的《现代内科学》获卫生部科技进步二等奖，1999年获国家科技进步二等奖。

2000年
- 朱文玲《冠状动脉内超声成像临床研究》获北京市科技进步二等奖。

2008年
- 吴宁教授因其在心律失常射频消融领域的突出贡献被授予中国心脏介入终身成就奖。

2014年
- 方全《疑难性心肌肥厚疾病诊断技术研究》获得中华医学科技奖三等奖和北京市科技奖三等奖。

2016年
- 朱文玲获得人力资源社会保障部中央保健委员会"中央保健工作突出贡献者"奖。

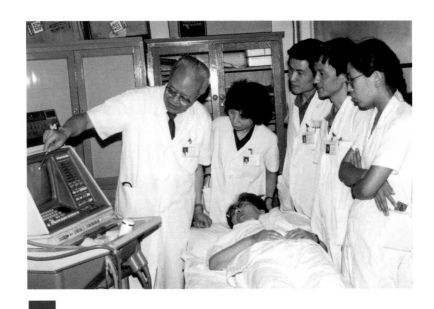

1992年方圻教授在指导心内科医师给患者进行超声心动图检查
左起：方圻、朱文玲、严晓伟、倪超、张抒扬

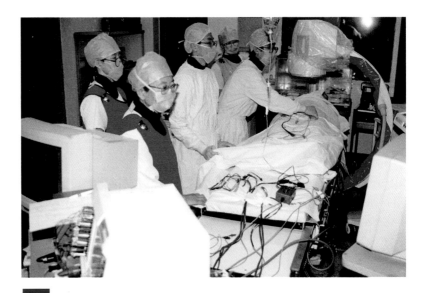

课题组医师在吴宁教授的带领下为患者做射频消融治疗
左起：姜秀春护士、吴宁、程康安、邓华

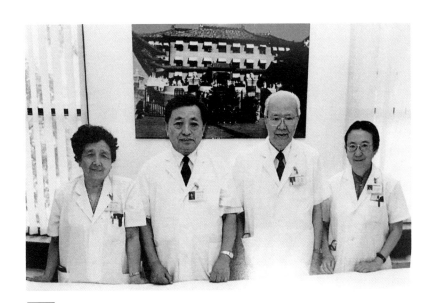

1999年《现代内科学》获国家进步二等奖，作者集体合影
方圻（右二）、吴宁（右一）

方圻
- 中华医学会副会长、内科学会主任委员
- 中共北京市委和卫生部"模范共产党员"称号
- 全国及北京市"五一劳动奖章"
- "全国优秀医务工作者"称号

吴宁
- 中华医学会心血管病学分会第五届委员会主任委员
- 中华医学会心电生理与起搏分会副主任委员

张抒扬
- 北京协和医院院长
- 中国医学科学院北京协和医学院副院校长

- "教育部长江学者"
- "国务院政府特殊津贴专家"
- "国家卫生健康委突出贡献中青年专家"
- 北京协和医学院首批"长聘教授"
- "中国医学科学院高端科技人才项目领军人才"
- 中华医学会"国之名医优秀风范"和"卓越建树"奖
- "全国抗击新冠肺炎疫情先进个人"
- 全国"三八红旗手"标兵
- "人民好医生特别贡献者"
- 中华医学会常务理事
- 中华医学会内科学分会副主任委员
- 中华医学会心血管病专业委员会常委兼秘书长
- 中国医师协会心血管内科医师分会候任会长
- 国家罕见病诊疗与保障委员会主任委员
- 中国医师协会全国住院医师规范化培训优秀住培管理者

荆志成

- 北京协和医学院首批"长聘教授"
- "教育部长江学者"
- "国家杰出青年科学基金"获得者
- "国务院政府特殊津贴专家"
- 国家高层次人才特殊支持计划"万人计划"领军人才
- "国家百千万人才工程暨有突出贡献的中青年专家荣誉"称号
- 第十一届"中国医师奖"获得者

呼吸与危重症医学科

历史沿革

　　北京协和医院呼吸与危重症医学科是我国最早成立的呼吸专业科室之一，是国内一流的呼吸病学临床中心、研究中心及呼吸疑难病诊治中心。由我国著名呼吸病学家朱贵卿教授创建，具有悠久的历史和优秀的传统。朱贵卿、罗慰慈、朱元珏、黄席珍、林耀广、李龙芸、蔡柏蔷和陆慰萱等教授等都曾经或正在这里工作。

　　1921年，北京协和医院建成，建院时大内科（department of medicine）尚未细分专科，但呼吸性疾病，尤其是肺结核等呼吸道传染病的诊治和预防在内科占据重要地位。1922年，曾任协和访问教授的毕宝德（Francis W. Peabody）在Science杂志撰文报道了北京协和医院内科的员工队伍，提到多位专家学者的工作均与呼吸病相关。其中，时任内科副教授的骆勃生（Oswald. H. Robertson，后为第二任内科主任）曾从事大叶性肺炎和肺炎链球菌的研究。Charles. W. Young则在利什曼原虫和黑热病研究方面建树颇多。John. H. Korns最早在仓鼠中成功接种结核分枝杆菌。谢和平后来成为中国研究肺炎最出色的学者，他对肺炎链球菌转化的研究实质性地推动了国际医学界对肺炎的认识。

　　协和医院很早就建立了结核病实验室。20世纪40年代初主

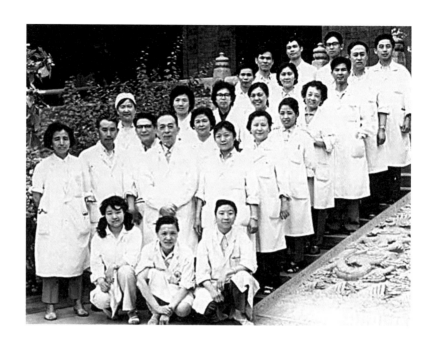

管大内科的张孝骞、王叔咸、刘士豪和钟惠澜4位教授中，王叔咸教授1930年毕业于协和，后来成为呼吸病学专家，他长期负责结核病实验室，改进结核菌的培养方法是他在呼吸病学的主要贡献之一。

20世纪40年代中期，王叔咸教授转至北京医学院第一附属医院工作，朱贵卿教授从其手中接管了结核病实验室，并成为后来数十年内协和医院呼吸专业的领头人。同时，协和公共卫生学系的裘祖源教授在东城第一卫生事务所开设了防痨门诊处，并接收实习医生前往学习。裘祖源教授1931年毕业于北京协和医学院，曾在北京协和医院内科接受住院医训练。从30年代起裘祖源教授主持协和公共卫生基地——北平第一卫生事务所的防痨科工作，开展肺部健康X线检查，研究当时中国结核病的流行情况，并提出早期诊断、早期治疗、接触者检查、家庭访视等重要原则，为中国早期防痨工作奠定了基础。

1949年，大内科细分为呼吸组、胃肠组、心脏组、传染组和血液组，由朱贵卿教授主管呼吸组工作。1956年，朱贵卿教

授与外科主任吴英恺教授一起，带领呼吸系统内外科的大部分
人员到北京郊区黑山扈组建了中国人民解放军胸科医院，后来
成为309医院所在地。除朱贵卿教授外，主要组建人员还包括
罗慰慈教授、赵宗友教授、罗秉坤教授和刘力生教授等。1958
年，胸科医院由黑山扈转迁至阜城门外，更名为阜外医院。
1962年，北京协和医学院恢复医本科教育，朱贵卿教授携罗慰
慈教授重返协和医院，与朱元珏教授等一起重组了内科呼吸组。

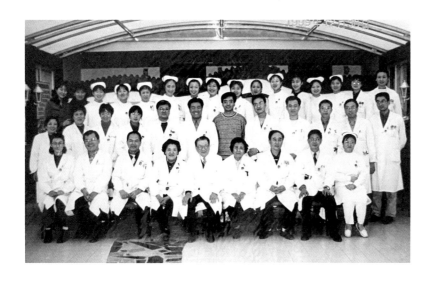

1999年北京协
和医院呼吸内
科"全家福"

　　文化大革命期间，绝大部分呼吸组成员积极响应国家号
召，参与到农村建设的热潮中，为我国农村和边疆的建设事业
与医疗普及做出了贡献。罗慰慈教授就曾主动申请并举家迁至
位于大西北的甘肃开展临床、教学和科研工作，长达数年。
1972年，呼吸组在8楼2病房内设立了呼吸监护室，购买了数台
鸟牌呼吸机，设有床位6张，成为当时国内最早开展呼吸重症
监护的医院之一。20世纪70年代初，全国兴起防治"四病"（感
冒、慢性支气管炎、肺气肿和肺心病）的热潮，1972～1976
年，呼吸组也大力开展防治"四病"工作，自研了多种以中草
药提取物为主的止咳化痰药，观察了其在慢性阻塞性肺疾病中
的临床作用。虽然缺少科研条件，呼吸组及其外派人员依然在

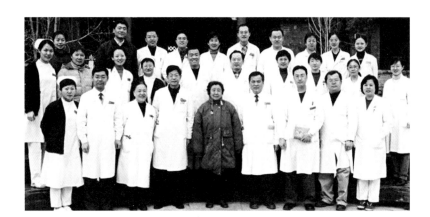

2005年呼吸内科
工作人员合影

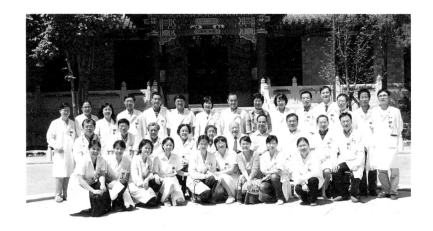

2011年呼吸内科
工作人员合影

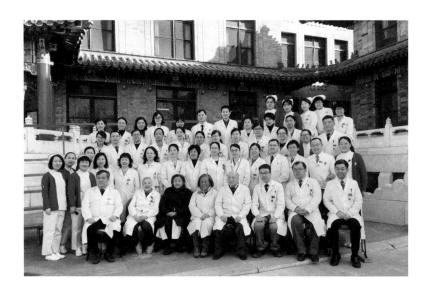

2018年呼吸与
危重症医学科
工作人员合影

20世纪60～70年代发表了数十篇呼吸病学方面的论著。

文化大革命之后，呼吸组工作开始步入正轨。1981年，呼吸内科正式成立，由朱贵卿教授担任第一任主任，之后历经罗慰慈、朱元珏、林耀广、李龙芸、蔡柏蔷、肖毅、王孟昭等主任带领，一路传承，共同书写了协和呼吸内科的辉煌篇章。在几代"呼吸人"的勠力同心之下，协和医院呼吸内科在国内最

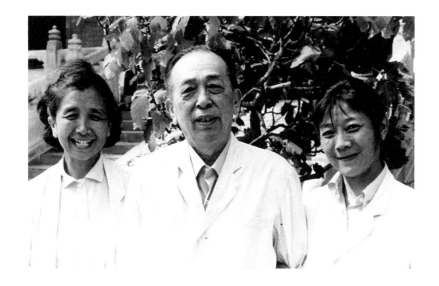

朱贵卿（中）
与朱元珏（左）
合影

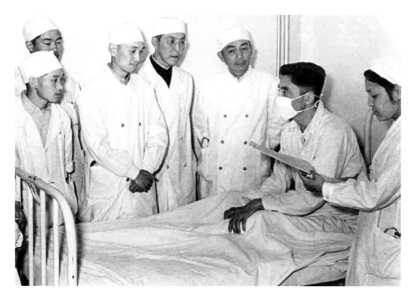

1957年朱贵卿教授在病房查房

早地开展了血气分析、肺功能检查、支气管镜、肺泡灌洗、选择性支气管造影和X线透视下肺活检等技术。同时还在国内率先开展了鼾症和阻塞性睡眠呼吸暂停综合征、肺部肿瘤、结节病、肺间质纤维化等呼吸系统常见疾病、多发疾病的临床和科研工作，取得了显著的成绩。

部门设置

　　为顺应新时代呼吸与危重症专科融合发展的大势，2018年科室正式更名为呼吸与危重症医学科（Department of Pulmonary and Critical Care Medicine），目前在编人员39人，教授（包括研究员）13人，副教授11人，主治医师9人，技术人员6人。病房包括两个病区，开放病床76张，含一个6张床的呼吸ICU。科室内亚专业设置齐全，技术力量强大，现共有十余个亚专业分组，管理多个实验室和中心，包括肺功能实验室、支气管镜室、胸腔镜室、细胞学实验室、基础研究实验室、睡眠呼吸诊疗中心、肿瘤生物治疗中心和呼吸治疗中心等。

　　目前科室是国家教委批准的博士点和博士后流动站，现有博士研究生导师9人，硕士研究生导师12人；常年承担北京协和医学院、清华大学等院校医学生的临床教学任务，是住院医师规范化培训的重要培训力量，也是呼吸与危重症专科培训的基地之一，同时还接收来自全国各医院的进修医师参访学习。

　　呼吸与危重症医学科坚持扎根临床，接轨前沿，勇于开拓的学术传统，学术氛围浓厚，常年坚持每周二下午全科查房和文献汇报会，每年举办包括协和呼吸峰会在内的多项学术会议，具有广泛的学术影响力。

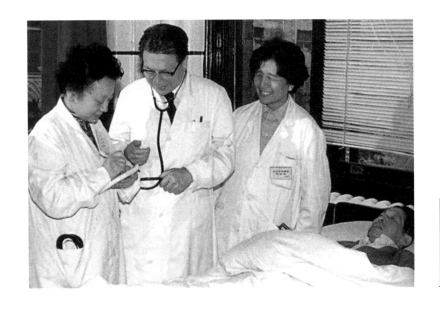

罗慰慈教授（中）、
朱元珏教授（右）
和姜秀芳教授
（左）在呼吸内科
病房查房

　　呼吸与危重症医学科现任科主任为王孟昭教授，副主任为徐凯峰教授和施举红教授。科室年门诊量达100 000人次以上，出院5 000余人次，为广大人民群众提供了可靠、优质、专业的医疗服务。

　　在多年发展过程中，科室形成了肺间质病学组、气道疾病学组、睡眠诊疗学组、肺癌诊疗学组、呼吸重症学组、呼吸心理生理学组、支气管镜和介入治疗学组、肺功能和血气学组、肺血管疾病学组、肺部罕见病学组和肺部感染学组等十余个亚专业，在国内均拥有较大影响力。部分亚专业介绍如下：

　　肺间质病学组　弥漫性间质性肺病是北京协和医院呼吸内科的重点研究领域和特色亚专业，朱元珏教授是该领域的创始人和开拓者。在国内最早开展了临床–病理协作，基于开胸肺活检的弥漫性间质性肺病诊断模式；最早开展了全肺灌洗治疗肺泡蛋白沉积症；较早开展了结缔组织相关性间质性肺病研究。到目前为止，该学组已获得包括国家自然科学基金在内的多项基金资助，在全国范围内有广泛影响力。

　　睡眠诊疗学组　是国内第一个睡眠呼吸疾病诊疗中心，创

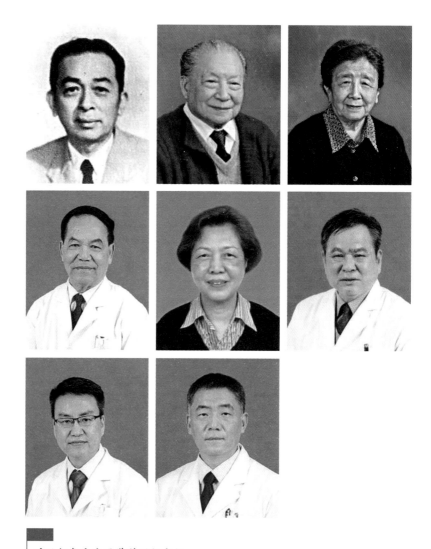

呼吸与危重症医学科历任主任
第一排左起：朱贵卿教授（呼吸组组长，科主任，1953～1982年）、罗慰慈教授（呼吸内科主任，1982～1990年）、朱元珏教授（呼吸内科主任1990～1997年）
第二排左起：林耀广教授（呼吸内科主任，1997～2000年）、李龙芸教授（呼吸内科主任，2000～2002年）、蔡柏蔷教授（呼吸内科主任，2002～2007年）
第三排左起：肖毅教授（常务副主任，主任，2004～2014年）、王孟昭教授（常务副主任，主任，2014年至今）

建人黄席珍教授是我国临床睡眠医学的创始人。她从20世纪80年代初在我国率先开始睡眠呼吸疾病的研究，树立了协和医院在全国睡眠呼吸疾病领域临床及科研的权威。该中心拥有接轨世界前沿的多导睡眠呼吸监测诊疗系统，每年可完成睡眠呼吸疾病患者监测2 000例以上。

气道疾病学组 1996年起北京协和医院呼吸内科参加COPD的"九五"攻关项目，参照国外COPD的最新指南，力求将COPD临床诊断和治疗与国际接轨，推广肺功能检查，取得了一定成绩。在国内首先开展COPD患者的全身效应研究，并且测定外周血瘦素和ghrelin水平。在国内率先开展COPD患者的呼出气冷凝液研究，参加了COPD患者的CT成像与肺功能的相关研究。近年来又研究了振动反应成像在COPD临床上的应用，并且开展了一氧化氮在呼吸系统疾病诊治方面的临床研究，完成了一氧化氮正常值的测定。

肺癌诊疗学组 由呼吸内科、胸外科、放射治疗科、病理科、放射科和核医学科组成。最早由李龙芸教授和胸外科张志庸教授任中心主任，作为呼吸内科的一部分，在肺癌患者的诊断和治疗上有独特的优势，治疗中坚持多学科综合团队理念，各科密切合作，定期讨论复杂病情患者的诊断和治疗；学组组

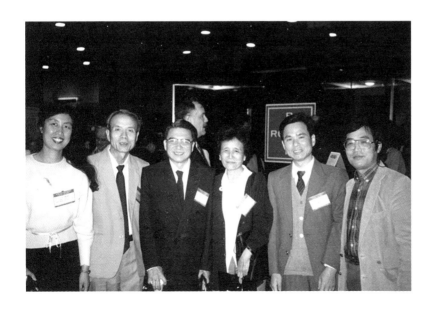

1990年罗慰慈、朱元珏、蔡柏蔷教授等在ATS会议上

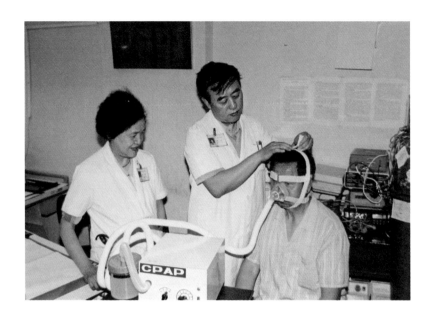

1986年黄席珍教授（左）开始使用CPAP治疗OSAS患者

织和参加了数十项国际和国内临床研究，掌握了国际上肺癌治疗的最新动态，提高了患者的生存时间和生活质量。

呼吸心理生理学组　北京协和医院呼吸内科特色之一，学科定位在呼吸和精神（心理）之间的跨学科，主要关注精神心理不利因素对呼吸系统症状的影响，尤其是呼吸困难。学组医务人员长期致力于呼吸困难的临床诊断、治疗和研究工作。连续7年承担了中国科技部与比利时政府国际合作项目，阐明了感觉性、情感性、行为性呼吸困难的发生机制，东西方文化差异对患者呼吸困难语言的影响，呼吸困难语言在病因诊断鉴别诊断中的价值，提出了心理性呼吸困难的诊断标准和治疗方法，并把这一新兴的领域推介到了国内呼吸学界。

肺血管病学组　北京协和医院呼吸内科从20世纪80年代起从事肺栓塞和肺血管疾病的临床研究，在老一辈教授的不懈努力下，在肺栓塞、肺动脉高压、肺血管炎、原发肺血管肿瘤及其他罕见肺血管病等领域积累了丰富的临床和科研经验。肺栓塞和肺血管疾病研究体现了综合医院多科协作特色，研究范围涵盖临床、基础及动物实验等；研究内容包括发病机制、病理

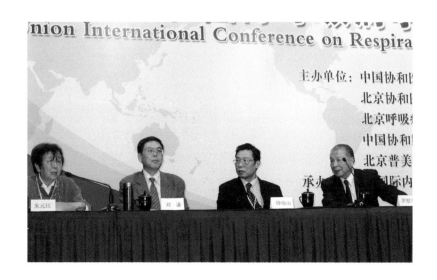

刘谦院长、钟南山院士和罗慰慈、朱元珏教授在讲台上

生理、临床特征、药物治疗及临床预后等诸方面。疾病种类丰富，临床数据完整，涉及范围广。累计发表论著170余篇，其中肺栓塞88篇，肺动脉高压42篇，肺血管炎35篇，原发肺血管肿瘤及其他罕见肺血管病13篇。体现出协和人特有的、扎实的医学理论知识和临床功底。该组临床诊疗水平在业界和患者中享有崇高声誉。

业绩成果

教学成果

从2006年开始呼吸内科联合多家单位组织举办一年一度的"协和呼吸病学峰会"，重点介绍呼吸病学各个领域的临床最新进展，至2022年已经连续举办十七届。该会议吸引了全国各地呼吸界医务工作者参与，推动了我国呼吸病学的发展。此外，科里还组织开展了多个会议和培训班，如弥漫性间质性肺病诊治进展学习班、肺部肿瘤诊治进展学习班、帅府园论坛、呼吸监护和机械通气学习班等，学术影响力不断扩大。

为贯彻落实八部门《关于开展专科医师规范化培训制度试点的指导意见》，经过严格申报和审核，我科于2017年6月成为呼吸与危重症医学科专科培训首批示范基地之一。目前已纳入和培养专科培训的学员近10人，我科也获得了中国医师协会和受培人员的认可与好评。此外，我科还常年开展肺功能、支气管镜、睡眠呼吸等亚专业的单修项目培训，广受欢迎。

学术成果

呼吸与危重症医学科亚专业众多，人才实力雄厚，近年来每年在国际、国内主流学术刊物发表论著超百篇。

北京协和医院呼吸内科主编了4部呼吸病学巨著，分别为朱贵卿教授主编的《呼吸内科学》（1984年）、罗慰慈教授主编的《现代呼吸病学》（1997年）、朱元珏教授主编的《呼吸病学》（2003年）和蔡柏蔷、李龙芸教授主编的《协和呼吸病学》（2005年）。作为院庆90周年献礼，我科蔡柏蔷、李龙芸教授主编的《协和呼吸病学》第二版在2010年顺利出版。除此之外，我科还编写并出版了包括呼吸与危重症专科培训教材在内的多本专业书籍。

任职和荣誉

科内多位教授在各种学会及核心期刊里担任重要职务。罗慰慈教授曾任中华医学会呼吸病学分会第一届常委，第二届和第三届主任委员，中华医学会内科学会主任委员，《中华内科杂志》总编辑和《中华结核和呼吸杂志》总编辑，1996年当选

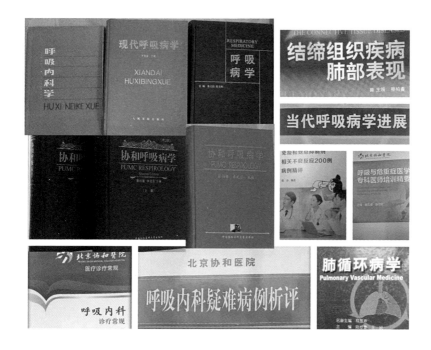

呼吸与危重症医学科编辑出版的部分教材书籍

为亚洲、太平洋呼吸学会主席，2006年获得中国呼吸医师终身成就奖。朱元珏教授曾任中华医学会呼吸病学分会第三届常委、第四届主任委员，《中华结核和呼吸杂志》总编辑，并曾经在北京医学会呼吸专业委员会中担任多届委员。黄席珍教授曾参加中国睡眠研究会筹建并先后担任中国睡眠研究会常委、副理事长及理事长。林耀广教授曾任中华医学会呼吸病学分会第四届、第五届常委，哮喘学组副组长，《中华结核和呼吸杂志》第四届、第五届、第六届、第七届编委会常务编委。陆慰萱教授曾任中华医学会呼吸病学分会肺栓塞与肺血管病组副组长，美国胸科学会资深委员（FCCP）。李龙芸教授曾任中华慈善总会第三届理事会理事，中国老年肿瘤专业委员会执行委员会委员。蔡柏蔷教授曾任中华医学会呼吸病学分会第六届、第七届常委和COPD学组副组长，2010年获"中国呼吸医师奖"。肖毅教授担任中华医学会呼吸病学分会常委，睡眠呼吸障碍学组组长、北京医学会呼吸病学分会副主任委员，中国医师协会呼吸病学分会睡眠呼吸障碍专业委员会副主任委员等职务。王孟昭教授现任北京肿瘤防治研究会副会长，中国医药教育协会胸部肿瘤专委会副主任委员，担任期刊*Asia-Pacific Journal of Clinical Oncology*主编，*Clinical Respiratory Journal*副主编，以及《中国肺癌杂志》《国际呼吸杂志》等多本杂志编委。施举红教授现任中华医学会呼吸病学分会肺栓塞与肺血管病组副组长，中国医师协会呼吸医师分会肺血管病工作委员会副主任委员。徐凯峰教授担任中国医药教育协会呼吸病康复专业委员会慢阻肺分会主任委员、中国医师协会淋巴疾病专业委员会副主任委员，担任期刊*Orphanet Journal of Rare Diseases*副主编。徐作军教授现任中华医学会呼吸病学分会间质病学组副组长，中国医师协会呼吸医师分会间质性肺病工作委员会副主任委员，中国老年医学学会呼吸病学分会副会长。张力教授为中华医学会呼吸病学分会肺癌学组成员，2015年作为第五完成人荣获"国家科技进步一等奖"，2017年荣获中华医学会呼吸病学分会"杰出呼吸学术贡献奖"。此外，科内还有多位医生在中华医学会等国家级专业委员会内担任学术任职，发光发热。

抗疫贡献

2003年，"非典"（SARS）疫情暴发，危及人民健康和生命安全。2003年3月18日，呼吸与危重症医学科蔡柏蔷教授诊断了北京协和医院第一例SARS患者，拉开了我院抗击SARS阻击战的序幕。迎战SARS初期，我科黄蓉、柳涛、田欣伦、彭敏等医师参加了SARS留观病房的工作。4月，我科徐作军教授和邵池医师积极响应号召，成为了首批进入北京协和医院西院SARS病房的医师。6月3日，肖毅和张力教授进入位于中日友好医院的SARS重症监护病房。疫情期间我院成立了SARS专家组，罗慰慈教授和朱元珏教授为顾问，林耀广、李龙芸、徐作军等教授均为专家组成员。一线抗击SARS同时，徐作军教授在《中华内科杂志》发表的《重症急性呼吸综合征》是最早的SARS学术论著之一，而朱元珏教授和蔡柏蔷教授带领一众医师完成了首本供临床医师阅读的SARS正规医学教材——《重症急性呼吸综合征SARS的诊治》，为SARS提供了科学而系统的教学及诊治指导。呼吸与危重症医学科上下一心，为抗击SARS作出了艰苦卓绝的努力，为早日结束SARS疫情做出了不可磨灭的贡献。

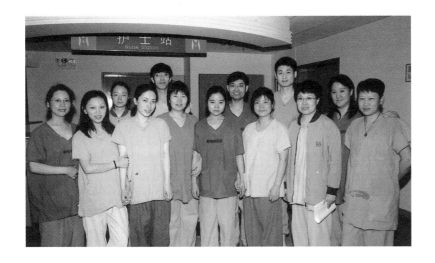

2003年4月在抗击SARS期间，北京协和医院西院外宾和高干SARS病房医护人员合影

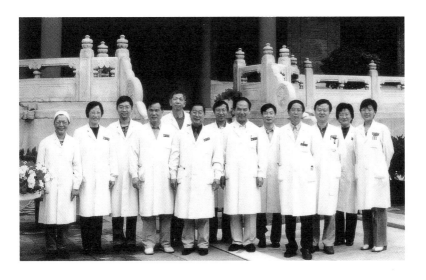

北京协和医院SARS专家组成员留影，呼吸内科林耀广、李龙芸、蔡柏蔷、徐作军等教授参加，曾经奔赴全国各地协助当地政府和兄弟医院开展抗击SARS工作

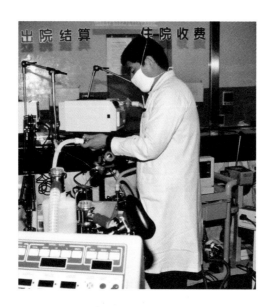

SARS期间王孟昭
医师在中国医学
科学院SARS中心
（整形医院）工作

　　2019年底新冠肺炎疫情暴发后，呼吸与危重症医学科作为
呼吸道传染病防治的一线科室再一次迅速投入到抗击疫情的工
作中。2020年1月25日第一批援鄂抗疫国家医疗队组建，我科
立即选派王京岚教授带领赵静、孙雪峰、王玉娥、刘孟婷等医
护人员奔赴武汉。2月7日又有杨燕丽、范俊平、孙艳艳、徐
颖臻、刘亚5名医护人员加入第二批抗疫医疗队。在武汉新冠
重症病房工作期间，我科充分发挥专业所长，全身心投入到危
重患者的救治中。同时，还克服各种困难，在武汉同济医院中
法新区ICU内开展了床旁气管镜、床旁胸片、外出CT等多种重
症专科技术，提高了新冠危重症患者的诊疗水平。在北京留守
的科内多名医护人员也投入我院院区发热门诊、院感三线等抗
疫工作中去。全科共发表疫情防控、疾病诊治等有关的文章和
论著10余篇。前线人员多次参加国际连线，无保留地向海外同
行分享救治经验和专业见解。"协和呼吸"公众号也从大众科
普、指南解读、文献速递等角度发表数十篇文章，产生了良好
的社会影响。

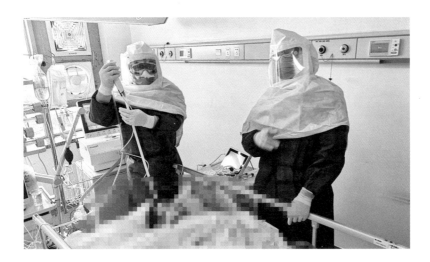

武汉前线第一例床旁气管镜

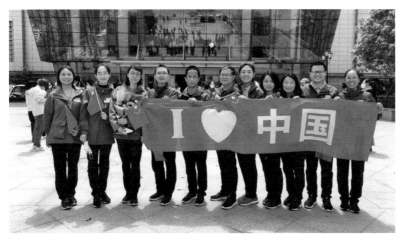

武汉抗疫前方人员凯旋前合影

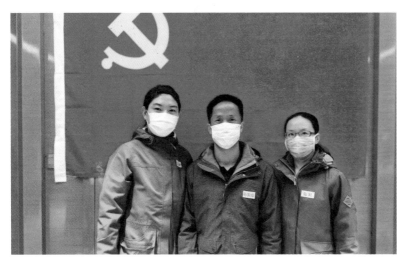

武汉首批火线入党的我科人员王玉娥主管护师（左），孙雪峰副教授（中）

党建工作

呼吸与危重症医学科长期重视党建工作，2003年呼吸内科支部正式成立，长期由王孟昭主任同时担任党支部书记，这种"双肩挑"的工作安排有力地保障了党组织的堡垒作用。我支部目前有正式职工党员22人，职工预备党员4人，学生党员15人。支部各成员衷心拥护党的领导，认真贯彻和执行上级党组织的各项决议，积极组织和参加党建活动。2019年8月我支部组织了赴革命圣地西柏坡的集体参观学习活动，通过了解党史进一步增强了作为共产党员的使命感和责任感。2020年疫情期间，武汉前线共有4名我科队员火线入党，第一批入党的3人中有我科2人，这也从一个侧面反映出科室党建工作的卓越成效。

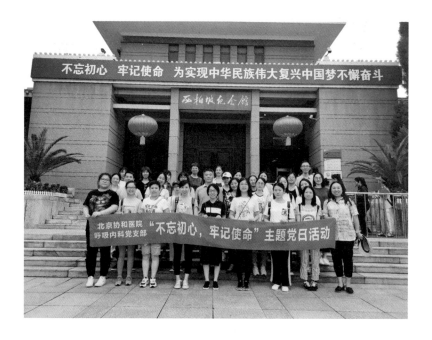

2019年8月革命圣地西柏坡主题党日活动

结语

　　春种一粒粟，秋收万颗子，在协和医院的百年征程中，呼吸与危重症医学科从无到有，从小到大，从弱到强，走过了光辉而不平凡的路程。目前，新冠疫情仍然在全球肆虐，呼吸系统各种疾病负担居高不下，专科教育和规范化诊疗道阻且长，但是，雄关漫道真如铁，而今迈步从头越，在新的百年中，团结在协和"一心为民"的旗帜之下，我们将继续艰苦奋斗，砥砺前行，在新的百年中创造新的辉煌！

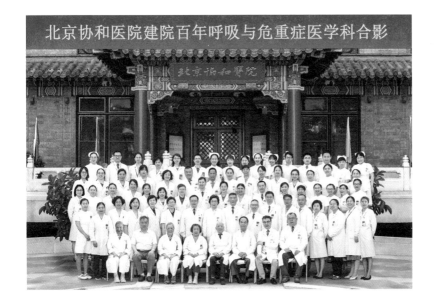

2020年呼吸与危重症医学科合影

感染内科

　　1921年北京协和医院建立时，内科面临的主要疾病是传染病。作为西方医学的代表，协和医院在北平地区的传染病防控中发挥了重要作用。尽管建院初期没有固定的感染科病房，但来自内科学系、基础微生物/寄生虫系等专业的很多学者都参与其中，在临床防控的同时也提出了很多传染病的经典理论。

　　内科第二任主任罗伯逊在建院后最早负责内科传染病项目。20世纪初中国北方地区常见的传染病种包括黑热病、痢疾、斑疹伤寒等，其中最令人瞩目的临床研究成果当属黑热病。协和成立了流行区黑热病现场研究组，当时内科的Charles W. Young、李宗恩先后任现场研究的负责人，很多内科教授（如E. C. Faust、Marshall Hertig、Arther Hertig、James R. Cash等）都曾在其中工作。黑热病现场研究被认为是"中外医学科学家携手、应用现代科学的方法研究中国流行病的一个成功范例"。临床医生们总结了黑热病早期的临床表现，李宗恩最早提出中华白蛉可能是黑热病传染媒介的假说。1935年钟惠澜回国后，提出用骨髓穿刺替代当时常用的脾脏穿刺检查寻找利杜体辅助诊断。他还与张乃峥共同建立了黑热病补体结合试验（后被称为"钟氏试验"），提供了早期无创诊断的手段。钟惠澜与冯兰洲、Reinhard J. C. Hoeppli等合作，证实中华白蛉确实是北平附近传播黑热病的主要媒介；并在1939年首次阐明犬、人、白蛉三者在黑热病传播中的关系，推翻了西方学者之前的论断，为有效防治奠定了重要基础。他的师弟

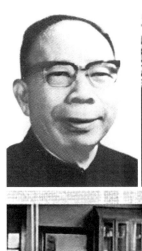
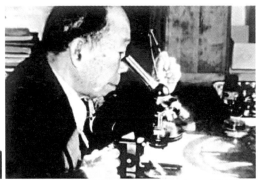
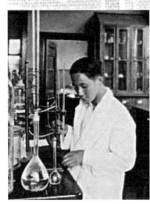
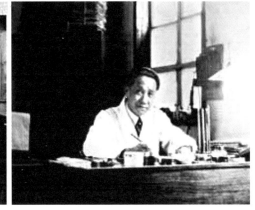

1920～1950年协和感染内科工作过的医生（上图）钟惠澜;（下图）王季午

王季午（1934年毕业于北京协和医学院）在国际上享有Kala-Azarman（"黑热病学家"）的美誉，解决了黑热病治疗的难题。王季午通过动物实验证实了新斯锑波霜等五价锑剂的抗黑热病疗效。新斯锑波霜（即后来的葡萄糖酸锑钠）毒性低而疗效良好，至今仍是黑热病治疗的一线药物。

包括黑热病在内的寄生虫研究在协和早期历史中大放异彩。Ernest Carroll Faust创办了寄生虫学系，他与病理科及临床医师深入自然和社会环境，对中国寄生虫病的研究至今仍是世界寄生虫学的标志性成果。例如确定疟疾、阿米巴病和黑热病是中国北方最重要的原虫性疾病；东方血吸虫病、肝吸虫病、布氏姜片虫病、钩虫病和丝虫病为最常见的蠕虫性疾病。1927年12月在纳什维尔召开的美国寄生虫协会年会是一次展示协和专家们的研究成果的盛会。当时已经离开协和的John. F. Kessel

在发言中特意注明其大部分工作均来自在协和的研究。这篇题为《意义重大的肠道原虫宿主寄生关系》后来发表在1928年4月的*JAMA*杂志上，对于寄生虫研究的基本原则和各种原虫的研究进展做了全面的阐述。

协和医生在对结核病、回归热、鼠疫、疟疾、黑尿热、链球菌肺炎、风湿热等常见的传染病进行救治的同时也做了很多临床研究。例如，钟惠澜与Joseph H. M. Chang从北平患者中分离出流行性斑疹伤寒和地方性斑疹伤寒的病原体——普氏及莫氏立克次体。Reimann. HA和几位内科医师利用动物模型首次证实普氏立克次体在机体内的独立存在形式。如此种种，不一而足。内科医师除了临床工作和研究，还向中国的普通执业医师及卫生官员开设传染病及寄生虫课程，参与公共卫生体系建设。"

1941年太平洋战争爆发后，北京协和医院第一次停办。王季午经由贵阳医学院，后来创建了浙江医学院。1949年协和复办，李宗恩担任首任院长。次年，张孝骞回北京协和医院主持内科工作。1950年2月在美国伊利诺伊医学院从事病毒学研究的1941届协和毕业生张学德接受了张孝骞的邀请，回到协和医院建立内科传染组，任第一任组长。病房设在8楼3层。传染组实验室同时建立，王化成1950年3月成为第一名技术员。

20世纪50~80年代传染病诊治仍是内科的主要工作。张学德、罗会元、丘福禧、钟惠澜、刘矾昌、张乃峥等著名专家先后在传染组工作过，承担病房、门诊、院内外疑难危重疾病的会诊和救治，以及高级干部和外宾的医疗保健工作；并在新成立的北京第一传染病院（现地坛医院）、北京第二传染病院（现佑安医院）病房查房。1952~1953年张学德还承担了东北沈阳反细菌战实验室的研究工作，也是东德柏林和奥地利维也纳的"美帝细菌战展览会"代表团的骨干成员。

在张学德、丘福禧、罗会元等人领导下，传染组实验室陆

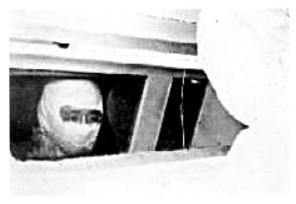

1950年张学德教授在感染内科实验室工作

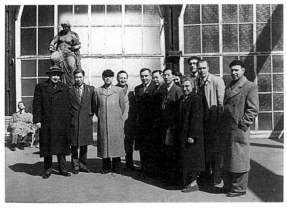

1952年张学德教授作为反细菌战考察团成员在德国调研

续开展了大量传染病相关检测项目，多数为国内首创。例如使用鸡胚法分离制备流感抗原用于流感凝集试验；利用体外培养Hela细胞首次分离出腺病毒；首次分离出淋巴细胞脉络丛脑膜炎病毒，并在国际上首次报道其引起的慢性脑膜炎。其他还包括乙脑皮肤试验方法的建立，甲型肝炎病毒的分离、链球菌的分型和抗链球菌溶血素（ASO）的测定等。这些新项目的开展，大大增加了传染病筛查的手段，为临床诊治奠定了重要的基础。如今广泛应用的乙肝抗原测定研究，最早就是由感染内科的王化成技术员研发的。感染内科实验室从那时起，就不断开展填补国内空白的病原和免疫试验，为学科发展创造了重要的条件。

　　20世纪80年代中后期，感染内科开始将诊疗重点逐渐转移

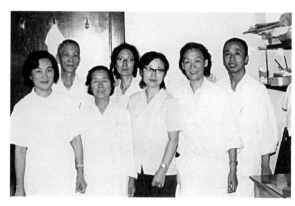

20世纪70年代，感染内科医生及技术员在实验室合影
前排左起：崔玉珍、王诗恒、宗书杰、王爱霞、吴梓涛；
后排：李邦琦

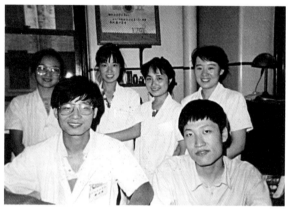

20世纪80年代，感染内科医生及技术员在实验室合影
前排左起：李太生、许少侠；
后排曲晓丹、郭晓清、赵覃、张月秋

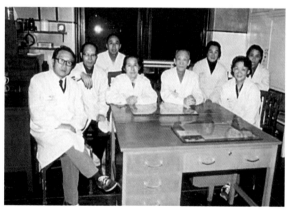

20世纪90年代，感染内科医生及技术员在实验室合影
左起：王化成、赵春明、吴梓涛、王诗恒、李邦琦、崔小珍、王爱霞、洪迈尔

至非传染性感染性疾病。以王爱霞教授为首的几任科主任领导，逐渐形成了以病原学检测、免疫功能评价及专业人才培养为一体的综合支撑平台，并以多耐药菌感染诊治和防控、不明原因发热诊治，以及艾滋病抗病毒及综合治疗为当前主要专业

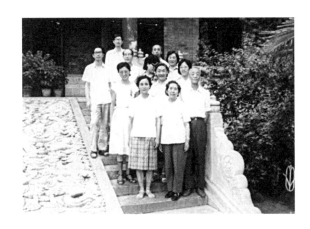

1986年夏北京协和医院内科传染病组合影

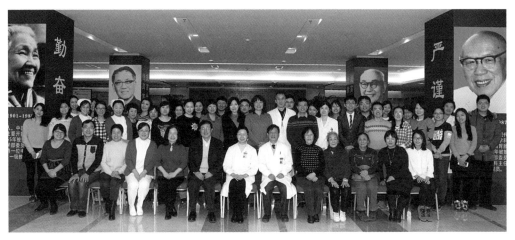

2016年春节北京协和医院感染内科合影

特色；承担院内专科会诊、细菌耐药诊治、院内抗生素管理以及医院感染控制等工作。

感染内科现有正高级职称5人，副高级职称6人，主治医师5人，实验室技术人员5人。诊治患者中多数为来自外地的疑难重症患者。2013年病房迁至内科楼三段6层，现有病床38张，年收治人数为600～800人次。主要包括不明原因发热、疑难重症感染、免疫低下人群感染等。年门诊量约48 000人次，开设了感染科普通门诊、特需门诊及肝炎门诊，2011年又开设了热病、免疫功能低下等专病门诊。科室陆续报道我国首例艾滋病、附红细胞体病、地中海斑疹热、大肠杆菌椎体骨髓炎、中枢神经系统毛霉菌感染、播散性皮炎芽生菌感染、艾滋病合并巨细胞病毒视网膜炎、艾滋病继发进行性多灶性脑白质病、三角孢小囊菌心脏植入装置感染等。近年来，感染内科在全国专科排名稳步上升，2018年及2019年复旦医院排行榜传染病专科排名中位列全国三甲，并在疑难、危重、特色感染疾病的诊治中保持全国领先地位。

　　感染内科在国内最早进行了院感相关研究。王爱霞在1982～2003年与细菌室合作，每5年进行一次全院菌血症的病原学调查，最早进行我国院内病原流行病学研究，研究成果获2003年北京市科技进步三等奖。2005年11月至2009年8月马小军任医院感染管理办公室副主任、主任，与药剂科合作制定了抗生素分级使用标准。2015年开始，医务处牵头，感染内科协同药剂科、细菌室、信息处等多科室开展了针对两类广谱抗生素实时干预的抗菌药物管理项目，并推广至全院。在保证疗效的前提下大大降低了抗生素使用的数量和级别，使得北京协和医院作为收治病例60%以上为疑难杂症的医院，各种耐药菌的检出率显著低于或基本持平于全国平均水平。

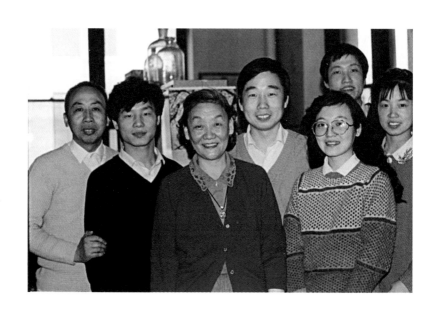

20世纪90年代，感染内科科研团队合影
左起：吴梓涛、李太生、王爱霞、秦树林、范娟、许少侠、郭晓清

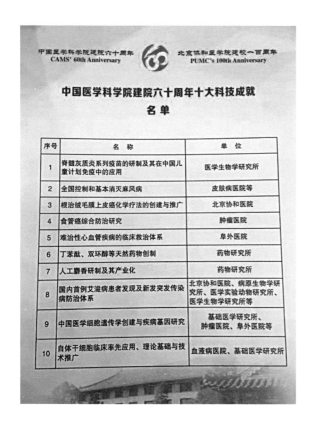

中国医学科学院建院六十周年十大科技成就名单

序号	名　称	单位
1	脊髓灰质炎系列疫苗的研制及其在中国儿童计划免疫中的应用	医学生物学研究所
2	全国控制和基本消灭麻风病	皮肤病医院等
3	根治绒毛膜上皮癌化学疗法的创建与推广	北京协和医院
4	食管癌综合防治研究	肿瘤医院
5	难治性心血管疾病的临床救治体系	阜外医院
6	丁苯酞、双环醇等天然药物创制	药物研究所
7	人工麝香研制及其产业化	药物研究所
8	国内首例艾滋病患者发现及新发突发传染病防治体系	北京协和医院、病原生物学研究所、医学实验动物研究所、医学生物学研究所等
9	中国医学细胞遗传学创建与疾病基因研究	基础医学研究所、肿瘤医院、阜外医院等
10	自体干细胞临床率先应用、理论基础与技术推广	血液病医院、基础医学研究所

"国内首例艾滋病患者发现及新发突发传染病防治体系"入选中国医学科学院建院六十周年十大科技成就

　　1985年王爱霞诊断了我国第一例艾滋病，1993年她首次在国内使用二联药物进行抗艾滋病病毒治疗，20世纪90年代末期感染内科在国内率先应用流式细胞仪进行艾滋病患者的细胞免疫学研究。2001年感染内科成立了艾滋病诊治中心，首席专家王爱霞，中心主任李太生，制定了高危患者筛查、早期诊断、抗病毒治疗以及专科护理的诊疗常规。中心先后承担了20余项973、科技部重大专项（"十一五"至"十三五"成人艾滋病治疗）、卫生部临床重点等国家级重大研究课题，搭建了国内首个多中心的艾滋病临床研究网络；开创了艾滋病抗病毒治疗、免疫重建及综合诊治的"中国方案"，主持制定我国《艾滋病诊疗指南》并向全国推广，推动了我国艾滋病的诊疗规范化，并使病死率大幅下降。目前我中心长期随访HIV/AIDS患者1 200余人，全国多中心长期随访患者共计7 000余人。

感染内科推进中国人群结核感染及耐药结核的诊治，重点开展了免疫抑制人群中潜伏结核的流行病学及预后研究。刘晓清等于2004年起率先在国内开展新的MTB-RD1基因编码抗原编码肽段库及11KD抗原介导的T细胞应答诊断结核感染研究。自2005年起在国内率先进行前瞻性队列研究探讨T-SPOT.TB在结核高流行区对活动性结核的诊断价值。2010年研究成果向临床应用转化，将外周血、脑脊液、胸腔积液、腹水、心包积液、关节液T-SPOT.TB检测应用于临床，为诊断疑难结核感染提供了重要的实验室依据。

感染内科出色完成了大量院内外医疗和高干保健工作。王爱霞于1993～1996年任协和医院特需医疗科主任，2000年获中央保健委员会特殊贡献奖。盛瑞媛为中央保健会诊专家，于2011年获"中央保健先进个人"称号。邓国华于香港回归期间任中央政府驻港联络办医疗保健室副主任及主任。2016年刘晓清获"中央保健先进个人"感染内科医师在多届"两会"、多届中非高峰论坛、奥运会、60周年及70周年国庆庆典中圆满完成医疗保健工作，还参与了多项卫生部或北京市应对突发传染病或公共事件的专家组工作。包括：2003年SARS疫情的防治、2005年安徽省泗县甲肝疫苗事件、2005年卫生部河南省艾滋病救治、2008年海南省和安徽省手足口病的防治、2008年汶

左上吕玮教授安徽阜阳医疗队；左下刘晓清教授内蒙医疗队；中范洪伟教授赴塞拉利昂抗击埃博拉疫情；右白卉、刘正印、李晓霞、曹玮、李太生、谢静参加援鄂抗疫医疗队

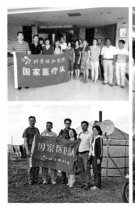
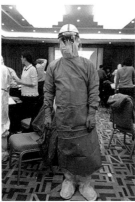
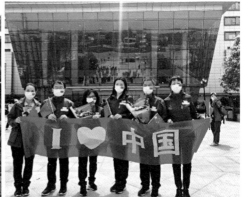

川地震患者的救治、2009年H1N1甲型流感的防治、2009年禽流感患者的救治、2015年赴非洲抗击埃博拉疫情、2019年抗击内蒙古鼠疫疫情等。2019年底新型冠状病毒肺炎疫情暴发，感染内科迅速牵头制定了《北京协和医院关于"新型冠状病毒感染的肺炎"诊疗方案的建议》，共派出6名中青年骨干医师前往武汉前线，参与同济医院中法新城院区危重症患者的临床救治。李太生带领医疗队成员逐渐总结出新冠肺炎患者的临床特点和重症化预警指标，并写入国家第二版及后续重症指南中，同时提出了新冠发病机制假说及治疗建议。当全球新冠肺炎疫情暴发后，感染内科团队在国际经验分享及学术交流中也发挥了积极作用。

感染内科目前承担北京协和医学院本科生教学任务80余学时/年，包括诊断学、内科学及病例巡诊。自建科以来共培养了博士生、硕士生及八年制博士生100余人。刘晓清和范洪伟分别担任临床流行病学负责人（2008年至今）和内科学系诊断学项目负责人（2008年至今）。自2010年以来开展国家级继续教育项目1项（北京协和医院"感染性疾病诊治新进展"研讨班），每年招收学员200～300人，受到业内好评。感染内科为卫生部住院医师培训基地、国家细菌真菌感染诊治培训基地，接收来自全国各地的进修医师；参加中组部、人事部为西部培训感染科人才项目，并作为卫生部艾滋病培训基地，培养来自全国各地的专科进修医师，为推动感染疾病的规范化治疗起到了重要作用。目前科内高级职称人员均有全国学会任职，牵头或参与全国性行业标准及指南的制定。全科医师积极参与国际及国内学术交流，临床及科研经验有效辐射全国。

学科带头人

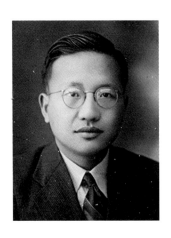

张学德 教授

张学德教授　传染组创始人及第一任组长。1916～1981年，山东省新泰县人。1941年毕业于北京协和医学院，同年进入北京协和医院内科担任住院医师，1942年协和停办后担任天津市立第一医院内科主任。1948年9月任美国芝加哥大学伊利诺伊医学院病毒学研究员。1950年2月应张孝骞教授之邀回国创建传染组，担任第一任组长。他在国际上首先进行流感病毒对心脏的毒性作用研究；首先报道淋巴细胞脉络丛脑膜炎病毒引起的慢性脑膜炎；首次在国内分离出流感病毒、腺病毒，并进行非典型肺炎的病毒分离研究。1952～1953年承担了东北沈阳反细菌战的实验室研究工作，也是东德柏林和奥地利维也纳的"美帝细菌战展览会"的代表团的骨干成员。1957年5月调入中国人民解放军军事医学科学院兼302医院院长。历任军事医学科学院微生物流行病研究所研究员、副所长。

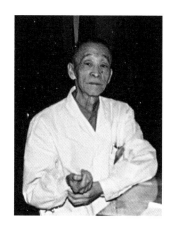

李邦琦 教授

李邦琦教授　第二任组长。1915～2007年，天津人。1947年毕业于华西大学医学院。1948年9月任北京协和医院内科住院医师。1951年转入传染组。1956～1984年担任传染组组长。1960年6月至1966年7月兼任北京市第二传染病医院（现佑安医院）副院长。1973年5月至1983年3月，兼任协和医院内科副主任。对痢疾、肝炎、流行性脑脊髓膜炎、狂犬病、化脓性脑膜炎治疗问题进行研究，撰有多篇学术论著。1987年被卫生部科学委员会聘为传染病专题委员会主任委员。兼任中华医学会内科学会委员、传染病学会委员、卫生部肝炎专题委员会委员、传染病专题委员会主任委员、新药评审委员会委员。获中央保健委员会荣誉证书，享受"国务院政府特殊津贴"。

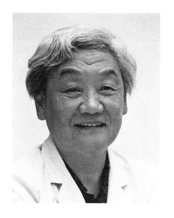

王爱霞 教授

王爱霞教授　第三任科主任。1932年出生，江苏省吴县人。1956年毕业于上海医科大学，同年任北京协和医院内科住院医师。1963年转入传染组。曾担任北京协和医院内科副主任五届（1983～1993）和外宾医疗科主任（1993～1997）兼感染内科主任。北京协和医院学术委员会委员及资深委员。曾任卫生部性病艾滋病专家咨询委员会顾问、中华医学会传染病与寄生虫病学会主任（1995～1999）与副主任委员（1999～2002）及顾问，以及中央保健委员会第一届专家小组成员。王爱霞教授发现了国内第一例AIDS患者和首例国人由性传播的HIV感染，在国内最早开始用抗病毒药物进行艾滋病的治疗。在感染科实验室开展乙肝的IgM核心抗体测定，并建立EB抗体测定的工作。1989年制备了乙肝IgM核心抗体的细胞株并建立了用ELISA法检测血中的G-CSF，获1996年卫生部医药卫生科技进步三等奖。她在国内首先开展院内感染的研究。曾获"中央保健委员会特殊贡献奖"及中央保健先进个人、全国妇女"巾帼建功"标兵等荣誉称号。

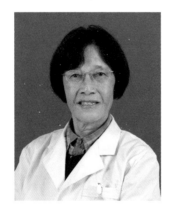

盛瑞媛 教授

　　盛瑞媛教授　第四任科主任。1941年出生，江苏苏州人。1965年毕业于上海第一医学院医疗系，1965年进入北京协和医院内科，1984年加入感染科。1994～2002年任北京协和医院感染监控室副主任，1997～2002年任感染内科主任。擅长感染性疾病的诊治并参与或牵头多种进口和国产抗微生物药物的

Ⅰ期、Ⅱ期、Ⅲ期临床试验，以及上市后药物不良反应的观察等。因临床成功抢救危重患者而多次获医院医疗成果奖。曾任北京医学会感染专业委员会名誉主委，中华医学会第23届理事会理事和北京医学会第3届理事会理事，中华医学会内科学分会第8届、第9届常务委员兼学术秘书。发表论著60余篇，参编《中国大百科全书医学篇》部分章节和《内科疑难病诊断》《现代内科学》等医学专业书9本。曾获2003年度中华医学科技进步三等奖。

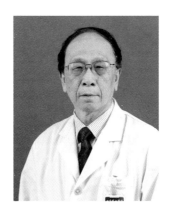

邓国华　教授

　　邓国华教授　第五任科主任。1949年出生。1977年9月毕业于上海第一医学院医疗系。毕业后进入北京协和医院内科。2002～2010年任感染内科主任。90年代香港回归期间，先后任中央政府驻港联络办医疗保健室副主任及主任，担负医疗和保健工作。从事不明原因发热、医院内感染、败血症、中枢神经系统感染、病毒性肝炎、艾滋病的诊治，参加新药的临床药理与验证工作。在国内较早地从理论上提出"感染性疾病"与"传染病"在定义上有所区别的阐述。2003年及2004年积极投入北京市抗击SARS疫情的临床专家组的工作，2003年4月主编出版的《非典型肺炎自我防范》一书获中国新闻出版总署颁发的国家图书奖特别奖。共发表本专业学术论著30余篇，主编出版《北京协和医院感染性疾病诊疗常规》《感染性疾病诊断与诊断评析》等著作。

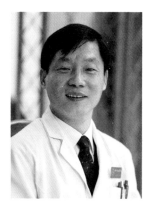

李太生　教授

李太生教授　第六任科主任。1963年出生，河南林州人。1984年毕业于中山大学医疗系，同年入职北京协和医院内科。1993～1999年由教育部公派至法国巴黎PITIE医院学习工作，并获博士学位。1998年被法国授予"优秀外国医师奖——维多利亚雨果奖"，是首次获得该奖的中国人。2010开始担任感染内科主任至今，曾于2002年2月至2018年12月兼任内科学系党总支书记。现为中华医学会感染病学分会主任委员兼艾滋病学组组长，享受国务院特殊津贴，是我国著名的感染疾病和艾滋病专家，在国际上首次报道抗病毒治疗能够重建艾滋患者T细胞功能，奠定了免疫重建理论的基础。1999年回国后在北京协和医院创建了临床细胞免疫实验室，制定了中国正常人淋巴细胞正常值，并对中国艾滋病患者的免疫改变和免疫重建进行了开创性研究，牵头开创了适宜中国国情的艾滋病抗病毒及综合诊治模式，并在我国和发展中国家推广应用；主持编写我国首部《艾滋病诊疗指南》规范全国治疗，为大幅度降低艾滋病患者的病死率提供科技支撑，这一成就入选了中国医学科学院建院60年"十大科技成就"。在2003年SARS疫情及2020年新冠疫肺炎情期间，均赴抗疫一线并做出了重要的治疗与研究贡献。李太生以第一作者和通讯作者发表科技论著187篇，其中SCI 73篇，共计他引3 950次，SCI他引2 129次。作为第一完成人他先后获教育部科技进步一等奖、华夏医学科技一等奖；2016年度获法国医学科学院"塞维亚"奖、"吴阶平-保罗·杨森医学药学奖"。主持编写全国住院医师培训教材《感染病学》。

血液内科

历史沿革

  1932年，北京协和医院建立了中国第一个血液学实验室。1940年，邓家栋教授从美国学成归国后，立即参与了血液专业组的创建工作。1980年，正式成立大内科建制下的血液内科。1981年，经教育部批准成为博士生培养基地；1990年，被国家教委认定为血液学国家重点学科点（2002年再次确认）；1992年成为博士后流动站；2006年被卫生部及北京市批准为首批血液内科专科医师培训基地；2011年获卫生部临床重点学科；2019年成为国家医学中心核心参加单位。血液内科自成立以

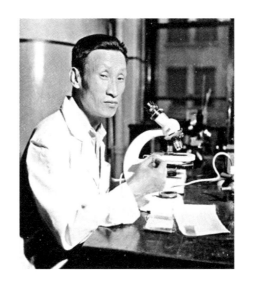

邓家栋教授工作照

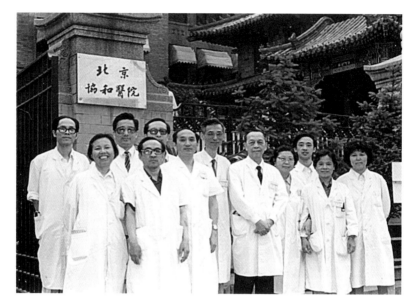

20世纪80年代血液科全体合影
左起：沈悌、刘尔坤、武永吉、李德高、陈书长、郑天林、张之南、张安、侯虞华、葛昌文、李蓉生、李秀荣

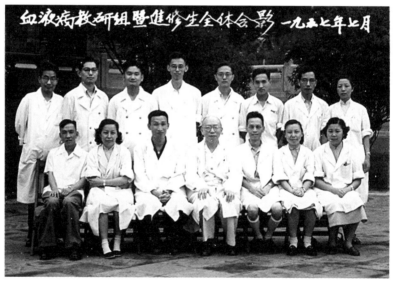

血液病教研组和进修生与时任大内科主任张孝骞教授合影
前排右起：侯玉华、杨崇礼、张安、张孝骞、邓家栋；后排左四：张之南

来，作为大内科的一员，一直秉承着面向全内科和全院的宗旨：既要研究原发的血液病，也重视各科患者面临的各种血液学问题。在这样的宗旨指导下，血液科以临床为根本，解决疑难杂症为特色，追求医疗质量，各亚专业组（红细胞疾病、血液系统肿瘤、造血干细胞移植和出凝血疾病等）均衡发展，一直在国内保持领先水平。

红细胞疾病方面　20世纪50年代初期，我科率先在国内开展Coombs试验，较早报告自身免疫性溶血性贫血；我科还是国内PNH（阵发性睡眠性血红蛋白尿症）实验诊断的创始者；最早由国外引进了缺铁性贫血、巨幼细胞贫血的检测方法等；首次在国内提出慢性病贫血的概念，并进行了机制研究；再生障碍性贫血方面，我科率先在20世纪60年代初提出了再生障碍性贫血需要分型的设想，并初步提出分型方法。铁代谢方面：进行了先天性铁粒幼红细胞性贫血基因检测及发病机制的研究，在国内率先进行了磁共振检测评估铁过载的研究。

血液系统肿瘤方面　淋巴瘤领域：以多学科治疗模式（MDT）为特色的淋巴瘤诊疗体系达到国内领先水平，每月定期举办的血液-病理临床讨论会，帮助对疑难病例进行诊断；而与放疗科、放射科、病理科、PET中心、外科等协作建立的疑难淋巴瘤病例会诊平台，则进一步推动了淋巴瘤，尤其是疑难罕见淋巴瘤类型的临床诊疗工作，在少见部位（例如中枢神经系统、肾上腺等）及疑难淋巴瘤案例的诊治方面积累了丰富的经验。在国内率先开展Ommaya囊内注射联合全身化疗治疗原发中枢神经系统淋巴瘤。在规范治疗的基础上，注重开展前瞻性探索，在包括中枢神经系统淋巴瘤、外周T细胞淋巴瘤的队列建设和治疗方面，在国内处于领先地位。白血病领域：20世纪30年代起即开始白血病细胞形态学观察；20世纪60年代初开始在我国较早地开展细胞化学染色、细胞染色体分析、姐妹染色体交换等观察；20世纪60年代在国内较早开展多药联合化疗治疗急性白血病（包括国产化疗药物高三尖杉酯碱），组织了北京协作组，制定了急性白血病的治疗指南。近年来，建立了诱导–巩固–造血干细胞移植–维持治疗治疗急性白血病的综合治疗体系。骨髓瘤领域：1954年报道了我国第一例多发性骨髓瘤，并率先在国内开展骨髓瘤免疫表型测定和磁珠分选瘤细胞工作。通过研究骨髓瘤患者骨髓基质细胞生长、黏附分子表达特点揭示骨髓微环境对疾病发生的促进作用。借助动物模型在国内开拓性地进行骨髓瘤骨病发生机制研究，观察药物阻断破骨细胞活性对骨病和肿瘤生长的影响。在诸如POEMS综合征、轻链型淀粉样变等血液系统罕见肿瘤领域，也取得了具有国际影响力的成果：建立了国际上最大规模的POEMS综合征队列并构建了完善的POEMS综合征综合治疗体系；率先在国内建立了利用激光显微切割联合质谱蛋白质组学鉴定淀粉样变亚型的方法，并针对轻链型淀粉样变性建立了分层治疗策略。

造血干细胞移植方面　始于20世纪70年代，是国内最早着手开展造血干细胞移植的单位之一，也是国内先期开展外周血造血干细胞移植和CliniMacs CD34$^+$细胞分选工作的单位。先后完成自体、亲缘异体、HLA不全相合、无关等不同供者移植，外周血、骨髓等多种来源干细胞移植，以及标准和降低强度的不同预处理方式移植。在淋巴瘤、骨髓瘤、白血病的造血干细胞移植治疗方面国内领先，在自身免疫性疾病、POEMS综合征等领域的自体干细胞移植技术达国际先进水平。

出凝血疾病方面　1932年即开始进行出凝血疾病的相关检验，20世纪60年代建成了当时国内出凝血检验较为完善的实验室，在血友病、易栓症等疾病的诊治方面具有全国性影响力。血友病方面，1990年代初建立了检测血友病A凝血因子抑制物的Bethesda方法和血友病A的产前基因诊断；并在国内首先开展磷–32胶体滑膜切除手术；曾作为组长单位建立北京血液病协作组；2010年被世界血友病联盟指定为中国血友病培训中心。易栓症方面，1990年代初率先在国内开展遗传性易栓症和获得性易栓症的检测，积极开展易栓症和静脉血栓栓塞症的诊断、治疗和预防的临床研究，并在全国范围内积极普及和推广易栓症；2006年组织了国内最大例数的健康汉族人遗传性易栓症的调查，建立了汉族人群不同性别和不同年龄段的蛋白C、蛋白S和抗凝血酶的参考值，报道了这三种天然抗凝蛋白活性缺乏的发生率和常见基因突变点；2010年报道了首个凝血因子V基因新突变（G2172→C）相关的遗传性APC-R家系；2012年作为执笔单位，发表了中国易栓症专家共识。

其他疾病方面　依托于作为全国疑难疾病诊治中心的北京协和医院，血液科对少见疾病如Castleman病、朗格罕斯组织细胞增生症、Erdheim-Chester病等疾病的特征、发病机制进行了探索，在治疗方面具有丰富经验。

实验血液学方面　北京协和医院血液内科实验室是国内最早建立的血液学实验室。在过去的60年里，建立了血液病的综合诊断平台：包括红细胞疾病如营养性贫血、溶血性贫血和PNH的诊断方法；血液恶性肿瘤的形态学诊断、流式细胞免疫分型、细胞遗传学和FISH检测以及分子基因谱测定；凝血因子活性和抑制物的检测方法。是目前国内较少能综合开展各项血液学诊断检测的实验室之一。这些实验检测平台为我院的疑难血液病诊断奠定了坚实基础。

除了在医疗和科研工作上处于国内领先水平，血液科自成立以来，不仅积极参与国际交流，还一直致力于血液领域的继续教育工作和对兄弟医院的支援工作。中华人民共和国成立后血液科率先面向全国举办了血细胞形态学学习班，坚持至今，每年为各地培养形态学专业人员和临床血液病学医生，学员遍布全国各地。我院血液科还派骨干支援兄弟医院血液科建设：邓家栋教授、杨崇礼教授参与了医科院血液学研究所的创建；张安教授协助创建了解放军总医院血液科；蒋玉玲医师、郦小能医师、郑天林技师参与了中日友好医院血液科的创立。多年来一直坚持举办面向全国的贫血学习班和止凝血疾病、血友病诊治、理疗和护理培训班。科室医师曾主编和参编专著50余部，《血液病的诊断及疗效标准》一书在全国范围内有较大影响力，《协和血液病学》被众多血液科医生奉为经典教材和参考书。参加主编的《邓家栋临床血液学》《血液病学》，参与编写的《现代内科学》《中华内科学》的有关篇章在全国有一定影响。北京协和医院血液科《常见病诊疗常规》紧密结合临床实际工作，内容简洁实用，根据最新临床进展及时更新，已成为我科医生和学生的随身工具书，并被许多其他医院医生作为日常诊疗指南。

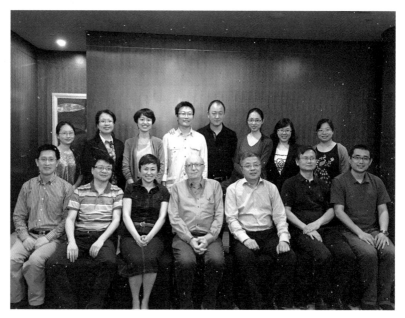

血液内科参与
国际交流

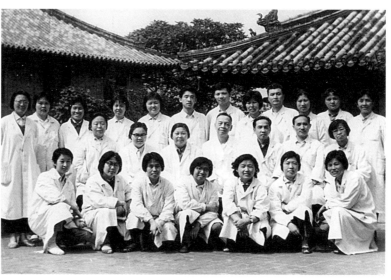

1978年，血液内
科进修生合影
留念

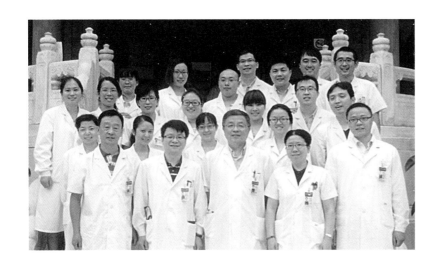

学科带头人

邓家栋教授　我国血液学奠基人之一、著名的血液学家、医学教育家。1933年毕业于北京协和医学院，跟随福克纳（Forkner）教授在血液学实验室进行血液学研究，主要是细胞形态学、黑热病的血液学改变等。1938年去美国哈佛医学院留学，在诺贝尔奖获得者Minot的实验室进行血液学研究，重点是红细胞在溶血过程中的形态学改变。1948年任北京协和医院内科副主任，主持血液学实验室和血液科专业组。1957年参与中国医学科学院血液学研究所的创建并任首届所长。1980年中华医学会血液学会成立，任首届主任委员。邓家栋教授主编的《诊断学基础》和《临床血液病学》影响深远。

张安教授　1943年毕业于北京协和医学院，师从邓家栋教授，一直从事血液学工作，20世纪中期曾对黑热病发生全血细胞减少的机制进行探索，50年代中期首次在我国报道了传染性淋巴细胞增多症的流行病学和临床特点，其后又对白血病的化疗进行研究。1954年正式接替邓家栋教授主持血液学组和血液学实验室。1956年组织成立血液病专科门诊和病房，先后建立了细胞遗传和细胞培养等实验室。

张之南教授　1954年毕业于北京协和医学院。对贫血特别是溶血性贫血进行了大量研究，20世纪60年代初与核医学科周前教授合作，在国内较早开展了铬-51标记法观察红细胞寿命，建立了多项有关溶血的检查技术。70年代诊断并成功治疗了国内首例子宫内膜异位症引起的DIC。80年代以后，对PNH进行了长期系统研究。1991年其主编的《血液病诊断及疗效标准》一书，由50位血液病知名专家参与，共编写了100种血液病的国内外诊断及疗效标准，30年间再版3次。

张安教授
第一排左三

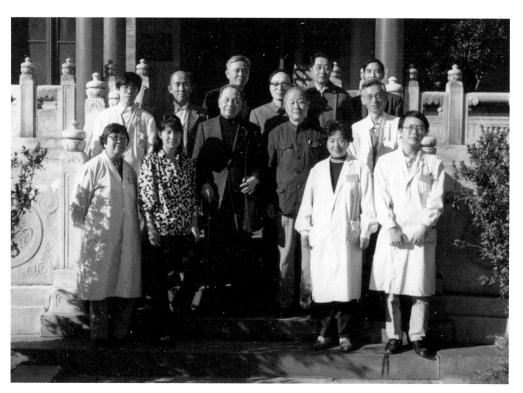

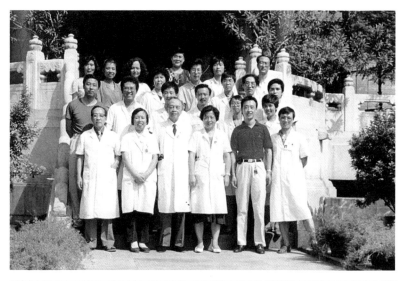

张安教授
第一排左三

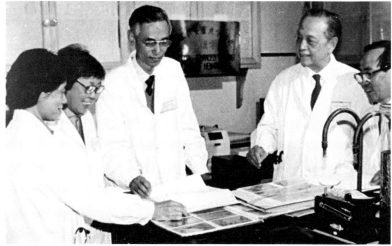

张之南与张安
等教授研究讨
论病例
左起：李蓉生、
侯虞华、张之
南、张安、李
德高

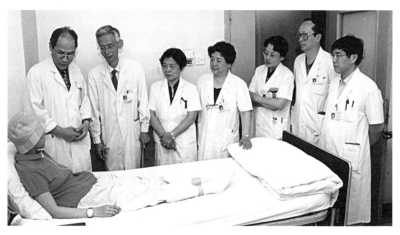

张之南教授带领
科室医师查房
左起：沈悌、
张之南、李蓉
生、潘家琦、许
莹、陈书长、赵
永强

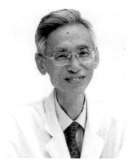 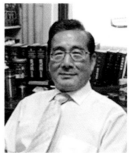

张之南 教授　　　　　武永吉 教授
　　　　　　　　　　（1993～2000年担任科主任）

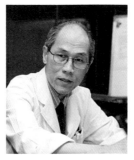 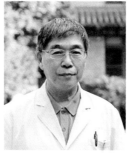 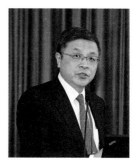

沈　悌 教授　　　　　赵永强 教授　　　　　周道斌 教授
（2000～2005年担任科　（2005～2014年担任科　（2014年至今担任科主任）
主任）　　　　　　　　主任）

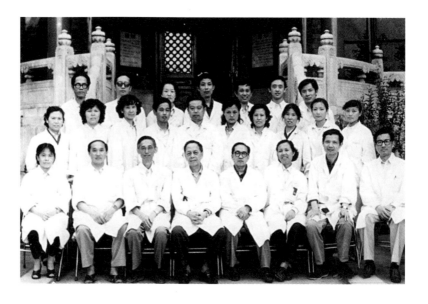

1984年血液内科
合影

成果与荣誉

获奖情况

3 项
卫生部科技进步三等奖

各 1 项
国家科技进步二等奖
中华医学科技进步二等奖
北京市科技进步二等奖

各 1 项
中华医学科技进步奖三等奖
北京市科学技术三等奖

学术任职

邓家栋
教授
曾任中华医学会血液学分会
首届主任委员

张 安
教授
曾任中华医学会血液学分会
第一届和第二届副主任委员

张之南
教授
曾任中华医学会血液学分会
第三届、第四届副主任委员
和第五届主任委员

沈 悌
教授
曾任中华医学会血液学分会
副主任委员、中华医学会内
科学分会主任委员

赵永强
教授
曾任中华医学会血液学分会
副主任委员，中国医师协会
血液医师分会副会长

周道斌
教授
曾任中华医学会血液学分会
副主任委员，现任中国医师
协会血液医师分会副会长

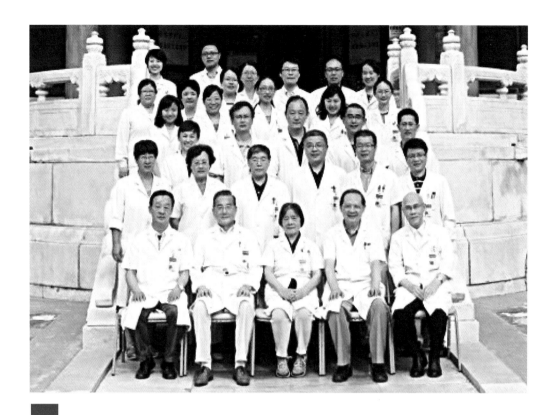

2016年血液内科合影

2017年血液内科
新春团拜会合影

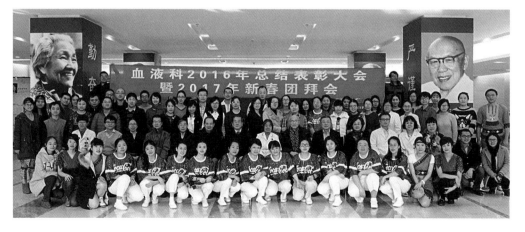

党建工作

　　血液科党支部于1996年作为独立支部成立，历任支部书记分别为李蓉生教授、赵永强教授和庄俊玲教授。历任书记曾多次获得医科院"优秀党务工作者"、协和医院"群众心目中的好党员"和"优秀共产党员"称号。2020年援鄂抗疫战役时，血液科张炎医师和张艳彬护士长奔赴武汉同济医院中法新城院区，为战疫胜利贡献了力量。

科室欢迎武汉抗疫英雄返京
左起：血液支部书记庄俊玲、血液科援鄂抗疫医生张炎、血液科援鄂抗疫护士长张艳彬、血液科主任周道斌

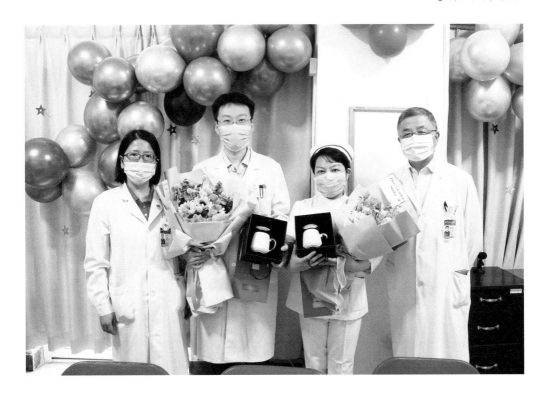

内分泌科

历史沿革

　　协和内分泌学的历史可以追述到北京协和医院建院之初。由于内分泌学是首任内科主任麦克林所擅长的领域之一，因此内分泌学科从一开始就受到较高的重视。而极为巧合的是，在协和建院的同一年，也即1921年，内分泌学界出现了一项突破性进展，胰岛素被加拿大科学家成功提取，有望将被视为不治之症的糖尿病彻底缓解。随着1922年胰岛素在临床的成功试用，北京协和医院内科对该热点的追踪更为积极。1923年麦克林于 *Chin Med J* 发表述评展望胰岛素时代的到来。在胰岛素产量极为有限的情况下，加拿大多伦多大学成立了胰岛素分发委员会，麦克林成为东亚的胰岛素分派负责人。1923年7月，内科病房第1次为1例糖尿病足患者试用了胰岛素，疗效十分显著。有关糖尿病与低血糖的研究就此起步。而1922年美国著名生物化学家范斯莱克到北京短期担任协和客座教授，促成了麦克林、吴宪（协和生物化学系首任系主任）和他三人之间的精诚合作，也开启了协和内分泌代谢领域基础医学与临床医学相结合的科研风格。

　　1922~1923年，哈罗普供职于北京协和医院内科，同时从事部分碳水化合物代谢研究。尽管在北京协和医院时间不长并且职称仅为副教授，但他对协和内分泌学领域却产生着潜在的

INSULIN DISTRIBUTION

　　Dr. McLean was appointed by the Insulin Committee in Toronto supervisor of the distribution of insulin in China. According to the ruling of this committee, insulin is to be distributed for use only to those physicians who are thoroughly familiar with the newer methods employed in the treatment of diabetes. The Department of Medicine is prepared to give instruction to physicians who apply for the use of insulin and who are not considered qualified to employ this agent without further experience in the handling of this disease.

麦克林被指定为多伦多胰岛素委员会中国区负责人

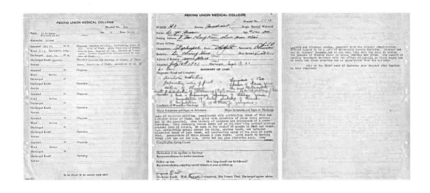

1923年7月胰岛素在北京协和医院首次使用

影响。后来协和内分泌领域的旗帜性人物刘士豪在发表其第一篇论著时特意向哈罗普致谢，张孝骞在赴美进修时也追随了当时已经回到霍普金斯医学院的哈罗普。

　　1923年底，张孝骞自湘雅来到北京协和医院进修。进修结束后因工作出色被协和留用，经住院医师、总住院医师训练后得到去霍普金斯医学院进修的机会，遂追随哈罗普从事内分泌疾病研究，并在哈罗普建议下从事了糖尿病酮症酸中毒的血容量研究，回到协和后又独立完成了甲亢的血容量研究。20世纪30年代初，在时任内科主任狄瑞德建议下，张孝骞集中精力新建协和消化内科，而内分泌领域则先后交给韩诺恩和刘士豪负责。

THE CIRCULATING BLOOD VOLUME IN DIABETIC
ACIDOSIS

By H. C. CHANG,[1] GEORGE A. HARROP, JR., AND B. M. SCHAUB

(From the Medical Clinic of the Johns Hopkins Hospital and University, Baltimore)

(Received for publication November 21, 1927)

The clinical evidences of dehydration which are present during severe acidosis in diabetes mellitus raises the question as to whether alterations may occur in the volume of the circulating blood. Such alterations, if present, would influence the apparent concentration of various blood constituents in acidosis and would be of pathological significance in several particulars. It seems likely that a marked reduction in blood volume, particularly plasma volume, would have some bearing, mechanically, on the occurrence of heart failure. It may also explain in part the occurrence, frequently observed, of renal irritation and insufficiency in diabetic coma. The terminal anuria, usually ascribed to lowering of the blood pressure, may also in part be due to a similar cause. Studies of the concentration of the plasma proteins, however, or of other blood constituents (1), have not certainly demonstrated alterations in the blood concentration, and we are not aware of previous attempts to measure the actual blood volume in this condition. We have therefore undertaken a study of the circulating blood volume in diabetic acidosis and the effect of treatment upon the blood volume. The technique for the determination of blood volume described in a previous communication is especially suitable for such a study and has been used here (2).

It has appeared to us that the character of the cases studied in an investigation such as this is of great importance and that in order to ascertain as far as possible the effects of diabetic acidosis alone, other possible complicating factors must be rigidly excluded. Circulatory disorders, arteriosclerosis, renal disease, inflammation, and fever may have important effects. The number of cases presented therefore is

[1] Jacques Loeb Fellow in Medicine.

407

张孝骞于*J Clin Invest.*发表*The Circulating Blood Volume in Diabetic Acidosis*

　　北京协和医院早期内分泌研究的一个重要方向为钙磷代谢研究，最常见的病种为骨软化症/佝偻病，而协和最早开展骨软化症研究的却是妇产科第一任主任马士敦。因为缺乏日晒和膳食的单调，骨软化症在华北相当多见，而罹患骨软化症的妇女随着病情的加重，骨盆也逐渐变形，造成再次妊娠时越来越易于出现分娩困难。马士敦1925年于*J Obstet & Gynaecol of the British Empire*发表*Osteomalacia in China*一文，对骨软化症的流行病学进行了详细而中肯的研究。随后内科逐渐接管这一领域的代谢研究，先由韩诺恩负责，后韩诺恩返美后刘士豪成为钙磷代谢研究团队核心人物；钙磷代谢研究成为内分泌学科最重要也是成就最高的领域。

刘士豪于1917年考入湖南长沙湘雅医学专门学校预科，1919年转入北京协和医学院预科，此后在协和医学院本部就读，每年成绩均为第一，1925年毕业时获得"文海奖"。1924年，学生时代的刘士豪于*Chin Med J*发表第一篇论著*The influence of cod liver oil on the Calcium and Phosphorus metabolism in tetany*《鱼肝油对搐搦症钙磷代谢的影响》。

1924年秋季，代谢实验室成立，主要进行基础代谢测定和代谢功能相关其他检测和研究。1926年1月，代谢病房成立，为我国第一个内分泌代谢专科病房；而代谢平衡法为代谢病房中最为常用的研究手段。实验室和临床的平台先后建立，为内分泌学的长远发展奠定了基础。

1927年，刘士豪于*Chin J Physiol*创刊号发表*The partition of serum calcium into diffusible and non-diffusible portions*《渗透与非渗透性血清钙》，第一次用实验证明了在代谢中起直接作用的是渗透性钙，在当时具有相当大的影响。1928年，刘士豪又在著名期刊*J Clin Invest.*发表2篇文章阐述了他对儿童与成人搐搦症的钙磷代谢研究。此后，协和内分泌团队以"骨软化症的钙磷代谢"为题，陆续发表了13篇论著，其研究成果长期为世界各国的研究所引用。到20世纪30年代后期，刘士豪团队包括北京协和医学院1930届毕业生朱宪彝、王叔咸，1933届毕业生周寿恺、陈国桢，1936届毕业生郁采繁等，其中朱宪彝、郁采繁和刘士豪本人均为当年"文海奖"得主，人才储备渐成规模，研究成果也越来越丰富。

刘士豪团队在钙磷代谢领域的巅峰之作是提出"肾性骨营养不良"命名，这是中国人命名的第一个疾病。1935～1940年，代谢病房先后收治了5例肾功能衰竭后出现骨软化症（或佝偻病）的患者。在用代谢平衡法收集了患者的各种代谢数据以后，刘士豪和朱宪彝发现这些数据与当时权威的观点相悖。于是刘士豪、朱宪彝撰写了一篇短文向*Science*投稿，提出了

"肾性骨营养不良"的命名，并认为双氢速变固醇（A. T. 10）对该类患者有显著疗效。尽管北京协和医院于1942年初因日军侵占而关闭，这篇题为*treatment of renal osteodystrophy with dihydrotachysterol（A. T. 10）and iron*仍然于1942年4月发表于*Science*。此后刘士豪和朱宪彝将"肾性骨营养不良"代谢研究的数据以*Studies of calcium and phosphorus metabolism with special reference to pathogenesis and effect of dihydrotachysterol（A. T. 10）and iron*为题，在1943年的*Medicine*期刊上发表。

有关糖脂代谢的研究自胰岛素使用以来，逐渐成为内分泌代谢领域的前沿，而协和内科则紧跟国际前沿。乐文照、米尔斯和王叔咸先后对糖尿病进行了临床研究，其中王叔咸的代表作*Diabetes mellitws: An analysis of 347 cases（Chinese inpatients）*于1937年在*Chin Med J*分两部分先后发表，堪称临

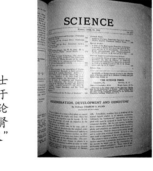

1942年，刘士豪与朱宪彝于Science发表论著，提出以"肾性骨营养不良"命名

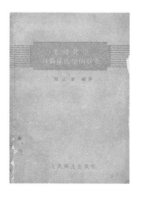

1957年刘士豪（第1任科主任）编著《生物化学与临床医学的联系》一书出版

床糖尿病学的集大成之作。有关低血糖的研究也引人瞩目。1925年，刘士豪与张孝骞合作于*Arch Intern Med*发表了我国低血糖症的第1例病例报告，而1934年代谢病房收治1例反复发作低血糖患者，经内分泌科与外科合作，明确诊断并通过手术治愈。刘士豪、娄克斯、周寿恺和陈国桢在1936年于*J Clin Invest.*发表该例的诊治过程和相应临床研究，并于文中详细描述了以生物学测定法对该胰岛素瘤中胰岛素含量的精确定量测定过程。这是我国第1例胰岛素瘤报道，在国际上是第17例。此外，刘士豪先后与豪沃斯、米尔斯、林树模合作，探讨酱油对血糖的影响、胰岛素对肾炎患者糖脂代谢的影响、糖尿病与肾病患者的糖脂代谢等相关问题并发表论著。

　　基础代谢率的测定在北京协和医院建院之初就已开展，开始在综合实验室，后来成为代谢实验室长期进行的唯一临床检查。在当时，基础代谢率测定对甲状腺疾病的临床诊治和研究是必不可少的。因为当时对于甲亢的治疗基本上靠手术解决，因此当时的甲亢处理以外科为主。对于甲减，则以甲状腺提取

ADENOMA OF PANCREATIC ISLET CELLS WITH HYPOGLYCEMIA AND HYPERINSULINISM

REPORT OF A CASE WITH STUDIES ON BLOOD SUGAR AND METABOLISM BEFORE AND AFTER OPERATIVE REMOVAL OF TUMOR

BY S. H. LIU, H. H. LOUCKS, S. K. CHOU AND K. C. CHEN

(*From the Departments of Medicine and Surgery, Peiping Union Medical College, Peiping, China*)

(Received for publication December 16, 1935)

1934年，国内首例胰岛素瘤病例确诊并成功手术，1936年发表于*J Clin Invest*

Chinese Medical Journal, **51**: 9-32, 1937.

DIABETES MELLITUS

AN ANALYSIS OF 347 CASES (CHINESE INPATIENTS)

PART I. INCIDENCE SYMPTOMS, EXAMINATION, AND COMPLICATIONS

SHU-HSIEN WANG, M.D.

Department of Medicine, Peiping Union Medical College, Peiping

1937年，王叔咸发表《糖尿病：347例中国住院患者分析》

物治疗为主；刘士豪在1927年曾发表论著探讨了甲状腺提取物干预的临床观察。

对于垂体的研究也有类似情况。20世纪30年代外科关颂韬教授赴美学习神经外科归来后，陆续开展过数例垂体瘤摘除术，成功率较高。1938年，刘士豪赴英国伦敦Middlesex医院进修，一方面研究了垂体后叶素对水平衡的影响，另一方面研究了孕马血清提取物和孕妇尿提取物对去垂体雄、雌性大鼠生殖系统的影响。回国后刘士豪就垂体后叶素的药理学研究进行了详细的综述。

斯乃博于1938年被任命为北京协和医院内科主任。他在中国工作时间不长，但总结并撰写了一本专著*Chinese Lessons to Western Medicine*，对协和大部分内科病种进行了详细回顾，其中包括了相当一批代谢性疾病的详细描述。1939年10月，他给一例阵发性高血压的青年患者给出了嗜铬细胞瘤临床诊断，也是我国首例。

1941年12月太平洋战争爆发，协和医院沦陷于日军之手，1942年2月彻底停办。直至1948年，刘士豪回到协和内科工作，仍兼任北京同仁医院院长。1950年朝鲜战争爆发后，协和医院收归国有，由中国人民解放军接管。刘士豪于1951年起兼任协和医学院生物化学系主任，开办全国性学习班，并编著《生物化学与临床医学的联系》，1957年由人民卫生出版社正式出版。一经问世，受到广泛好评，被认为是基础与临床研究密切结合的典范之作。

Diagnosis :
1. Pheochromocytoma of right adrenal gland
2. Hypertension
3. Hypertensive retinitis

1939年，斯乃博任内科主任并临床诊断首例嗜铬细胞瘤

　　1958年，刘士豪辞去北京同仁医院院长与协和医学院生物化学系系主任职务，将生化系的激素研究组和内科的内分泌专业组合并，带领池芝盛、杨德馨、金孜琴、史轶蘩等开始创建北京协和医院内分泌科，这是我国第一个独立于内科的内分泌专科。当年迁入拟成立的内分泌研究所，但约2个月后因卫生部规划改变而全部回到北京协和医院内科作为内科内分泌组存在。1962年初，内分泌科又重新恢复。

　　在Berson和Yalow于1959年建立放射免疫测定法以后，刘士豪敏锐地看到这项进展对内分泌学的重大影响，于1962年招收研究生陈智周开始尝试独立自主创建胰岛素的放射免疫测定法，至1965年成功。约同一时期开设内分泌高级研修班，学员包括伍汉文、富朴云、时钟孚、梁荩忠、黄葆均、林丽香、吴静波、颜纯、吴伟、潘长玉等，他们日后均成为内分泌学界著名学者。同时，刘士豪组织开展首钢糖尿病调查研究，开创了糖尿病流行病学研究风气之先。

　　1964年，中华医学会在广州召开第一届内分泌代谢及肾脏病学术会议，刘士豪作为大会主席，做《内分泌研究的方向》大会报告。到1966年，刘士豪已经为协和内分泌科的发展确立了合理的布局，当时临床医生包括刘士豪、池芝盛、史轶蘩、白耀、孟迅吾、王姮、潘孝仁、金自孟等，实验室科研人员包括杨德馨、金孜琴、许建生、刘昌和、倪祖梅、周学瀛、吴从愿、邓洁英、陈智周、孙梅励等；但因"文革"影响，大量工作不得不半途而废，但也有少量进展，如史轶蘩在1973年率先用酚苄明为嗜铬细胞瘤患者进行术前准备，使这类患者的手术安全性大大提高；但总体来说发展基本陷入停滞。

　　1976年后内分泌科工作逐渐重回正轨。1977年，张孝骞明确诊断并成功治愈我国首例肿瘤诱发的骨软化症（后发表于1980年《中华医学杂志》）。

　　1978年，池芝盛教授牵头在卫生部支持下召开了在我国糖尿病防治史上具有划时代意义的兰州会议，综合国内各地血糖资料，第一次提出中国人空腹血糖截点为6.9mmol/L，即通称"兰州会议标准"，这个空腹血糖截点与以后美国糖尿病学会1977年提出，世界卫生组织1999年采纳并沿用至今的空腹血糖截点7mmol/L是一致的。"兰州会议"另一贡献是动员和组织进行全国糖尿病患病率流行病学调查。1980年，池芝盛教授率先在北京酒仙桥地区整合原有高血压防治网建立糖尿病卫生保健网，开展糖尿病社区防治，取得了很好的效果，被世界卫生组织专家委员会誉为"中国模式"。

　　1979年，在此前工作的基础上，内分泌科进行了亚专业的划分：糖尿病组包括池芝盛、潘孝仁等，甲状腺组包括白耀等，垂体组包括史轶蘩、邓洁英、金自孟等，骨代谢组包括孟迅吾、周学瀛等，肾上腺组包括陆召麟、孙梅励等，性腺组包括张桂元等，单克隆抗体组包括吴从愿等。此后内分泌科在医教研管方面均有不同程度的进步，1981年，北京协和医院内分泌专业获博士点资格，1988年由史轶蘩、白耀、周学瀛主编的《内分泌学讲义》获"中国协和医科大学优秀教材奖"。1988年，内分泌实验室经评审成为卫生部内分泌重点实验室，是我国内分泌学界第一个卫生部重点实验室。1996年，史轶蘩教授获何梁何利科学与技术进步奖，同年当选为中国工程院院士，是我国内分泌学界第一位院士。

　　浓厚的学术氛围促成了多部专著的出版，包括池芝盛教授主编《糖尿病学》《内分泌学基础与临床》、史轶蘩教授主编《协和内分泌代谢学》、白耀主编《甲状腺病学——基础与临床》、王姮主编《糖尿病现代治疗学》、向红丁主译《威廉姆斯内分泌学》（第11版）等，在全国内分泌学界均产生了良好反响。2009～2020年，协和临床内分泌与代谢论坛已成功举办12届，为协和内分泌科与全国同行的交流提供了一个非常有效的学术平台。

协和内分泌科的发展以中华医学会为纽带，和全国内分泌领域的发展息息相关。池芝盛教授创建中华医学会糖尿病学分会并任第一届主任委员；史轶蘩教授任中华医学会内分泌学分会第四任、第五任主任委员，曾正陪教授任第七任主任委员；孟迅吾教授创建中华医学会骨质疏松与骨矿盐代谢分会并任第一任主任委员，夏维波教授任第四任主任委员。陆召麟教授连任第第二十一届、第二十二届、第二十三届中华医学会常务理事。

协和内分泌科在改革开放获得了6项国家科技进步奖和多项部级科技奖。其中国家级科技进步奖如下（部级科技奖详见附表）。

1991年，"特发性生长激素缺乏症的临床研究"获国家科技进步三等奖，主要完成人：史轶蘩、邓洁英、鲍秀兰、高素敏、刘蓉。

1992年，"激素分泌性垂体瘤的临床及基础研究"获国家科技进步一等奖，主要完成人：史轶蘩、任祖渊、邓洁英、劳远琇、陆召麟、尹昭炎、王直中、臧旭、金自孟、周觉初、王维钧、张涛、赵俊、李包罗、苏长保。这是我国内分泌学界获得的第一个国家科技进步一等奖。其成果鉴定从掌握并深入分析我国垂体瘤的第一手资料、建立先进诊断方法、掌握先进治疗方法、病理研究、基础研究和推广应用6个方面对垂体瘤研究的工作进行了高度评价，其中对生长抑素类似物治疗垂体生长激素瘤可能产生的胆石症，属于全球首报。这一奖项是对史轶蘩团队从无到有建立一整套垂体瘤诊治方法并逐步达到国际先进水平的极大褒奖和鼓励。

1998年，"内皮素的基础和临床研究"获国家科技进步二等奖，主要完成人：曾正陪、唐朝枢、朱文玲、周爱儒、曹伟标、牛大地、金征宇、汤健、孙梅励。

2002年，"原发性骨质疏松症的临床和实验研究"获国家科技进步二等奖，主要完成人：孟迅吾、徐苓、林守清、周学

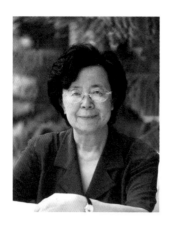

孟迅吾 教授 她牵头的"原发性骨质疏松症的临床和实验研究"于2002年获国家科技进步二等奖；2001年，中华医学会骨质疏松与骨矿盐疾病学分会成立，孟迅吾任第一任主任委员

瀛、余卫、邢小平、秦明伟、夏维波、田均平。

此外，向红丁教授著科普著作《自己战胜糖尿病》获2003年度"国家科技进步"二等奖。向红丁教授、白耀教授等编写科普著作"协和医生答疑丛书——《糖尿病300个怎么办》《甲状腺功能亢进300个怎么办》"获2006年度国家科学技术进步二等奖。

21世纪以来，协和内分泌科陆续在糖尿病、骨代谢、垂体、甲状腺、血脂代谢、肾上腺等领域做出了有一定影响力的工作，并多次在国际国内顶级期刊发表。

1993年，*JCEM*主编J. D. Wilson在*JCEM*上撰文详细介绍了北京协和医院内分泌科，题为"北京协和医院，一座内分泌瑰宝的宫殿"（*Peking Union Medical College Hospital*，*a palace of endocrine treasures*）。新的百年，协和内分泌科将沿着老一辈医学家的道路继续前进，为我国内分泌代谢疾病的防治做出更多贡献。

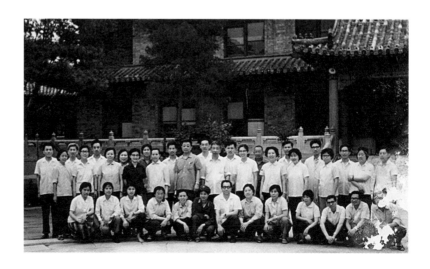

1980年 内分泌科全体人员合影

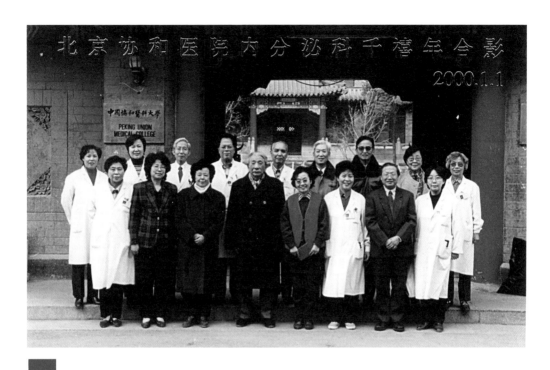

2000年内分泌科教授合影

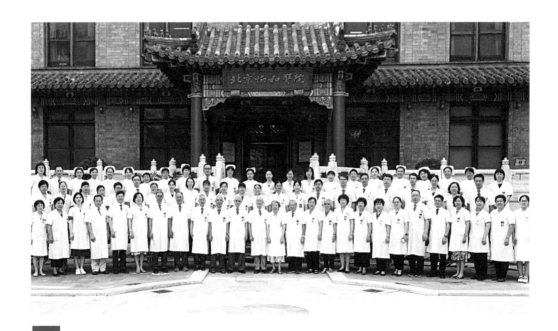

2019年内分泌科大合影

业绩成果：北京协和医院内分泌科历年来所获部级科技奖

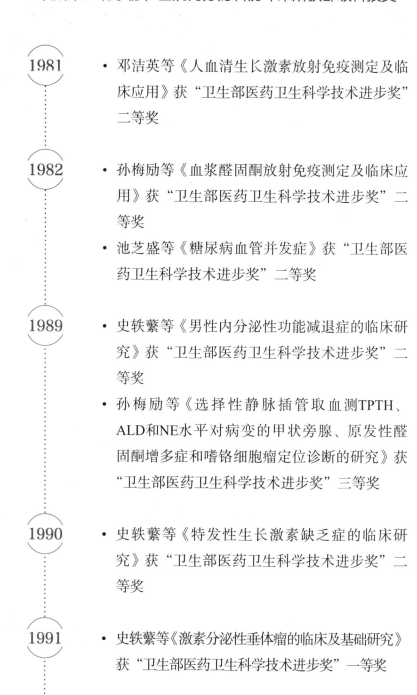

1981

- 邓洁英等《人血清生长激素放射免疫测定及临床应用》获"卫生部医药卫生科学技术进步奖"二等奖

1982

- 孙梅励等《血浆醛固酮放射免疫测定及临床应用》获"卫生部医药卫生科学技术进步奖"二等奖

- 池芝盛等《糖尿病血管并发症》获"卫生部医药卫生科学技术进步奖"二等奖

1989

- 史轶蘩等《男性内分泌性功能减退症的临床研究》获"卫生部医药卫生科学技术进步奖"二等奖

- 孙梅励等《选择性静脉插管取血测TPTH、ALD和NE水平对病变的甲状旁腺、原发性醛固酮增多症和嗜铬细胞瘤定位诊断的研究》获"卫生部医药卫生科学技术进步奖"三等奖

1990

- 史轶蘩等《特发性生长激素缺乏症的临床研究》获"卫生部医药卫生科学技术进步奖"二等奖

1991

- 史轶蘩等《激素分泌性垂体瘤的临床及基础研究》获"卫生部医药卫生科学技术进步奖"一等奖

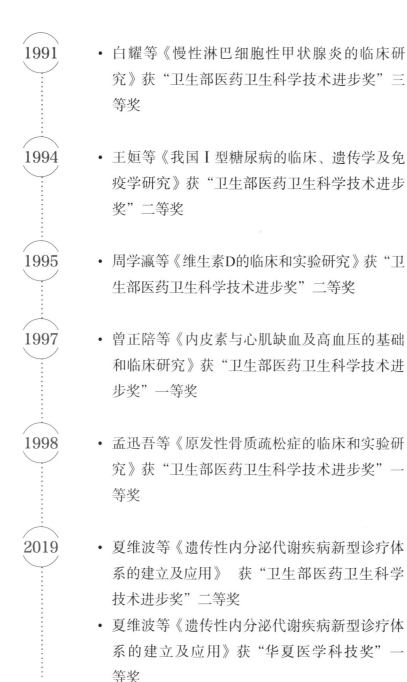

1991
- 白耀等《慢性淋巴细胞性甲状腺炎的临床研究》获"卫生部医药卫生科学技术进步奖"三等奖

1994
- 王姮等《我国Ⅰ型糖尿病的临床、遗传学及免疫学研究》获"卫生部医药卫生科学技术进步奖"二等奖

1995
- 周学瀛等《维生素D的临床和实验研究》获"卫生部医药卫生科学技术进步奖"二等奖

1997
- 曾正陪等《内皮素与心肌缺血及高血压的基础和临床研究》获"卫生部医药卫生科学技术进步奖"一等奖

1998
- 孟迅吾等《原发性骨质疏松症的临床和实验研究》获"卫生部医药卫生科学技术进步奖"一等奖

2019
- 夏维波等《遗传性内分泌代谢疾病新型诊疗体系的建立及应用》 获"卫生部医药卫生科学技术进步奖"二等奖
- 夏维波等《遗传性内分泌代谢疾病新型诊疗体系的建立及应用》获"华夏医学科技奖"一等奖

历届主任

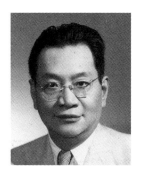

刘士豪 教授
第一任科主任
（1958～1974）

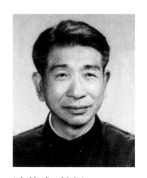

池芝盛 教授
第二任科主任
(1974～1983) 1991年创建
中华医学会糖尿病学分
会并任第一任主任委员

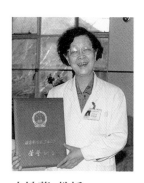

史轶蘩 教授
第三任科主任
（1983～1995）史轶蘩教
授所牵头的"特发性生
长激素缺乏症的临床研
究"1991年获国家科学
进步三等奖，"激素分
泌性垂体瘤的临床及基
础研究"获国家科技进
步一等奖。1985～1993
年当选中华医学会内分
泌学分会副主任委员，
1993～2001年当选主任
委员。1996年当选中国
工程院院士

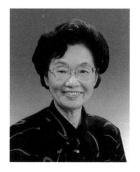

王　姮 教授
第四任科主任
（1995～2000）

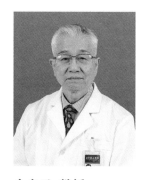

金自孟 教授
第五任科主任
（2000～2002）

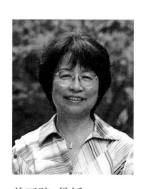

曾正陪 教授
第六任科主任
（2002～2005）曾正陪教
授牵头的"内皮素的基
础和临床研究"于1998
年获国家科技进步二等
奖。2005～2009年，曾正
陪教授当选为中华医学会
内分泌学分会主任委员

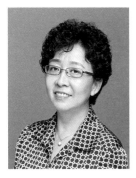

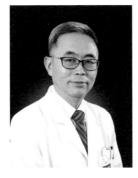

邢小平 教授
第七任科主任
（2005～2018）

夏维波 教授
第八任科主任
（2018至今）
2015～2018年，夏维波
当选中华医学会骨质疏松
与骨矿盐疾病学分会主任
委员

内分泌科历届书记或党组织负责人

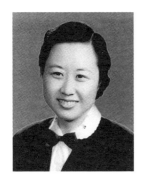

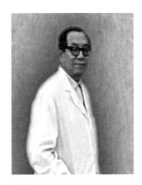

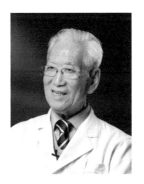

金孜琴
（内科支委
1958～1966）

张桂元
（内科支委
1966～1972）

白 耀
（1972～1979）

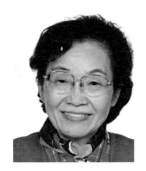

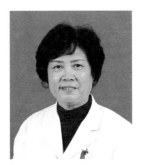

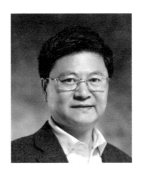

王 姮
（1979～1997）

孙 琦
（1997～2018）

赵维纲
（2018至今）

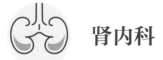 **肾内科**

历史沿革

学科摸索和专业启蒙阶段

　　北京协和医院肾脏病的研究工作可以追溯到建院之初。1920年发表了《骆驼的尿液排泄》（Bernard E. Read. *The secretion of Urine in the camel. Chinese Medical Journal*. 1920，38：18）。1926年林可胜教授和Heinrich Necheles教授用小牛腹膜在体外制成Necheles透析器，对犬进行活体透析，并首次使用肝素抗凝（*A method of vivi-dialysis. Chin J Physiol*，1927；*Proc Exp Biol Med*. 1926 & *J Physiol*，1927），是国际上最早的人工肾研究之一。1935年，内科的刘士豪教授首次将肾脏病与骨病通过维生素D联系起来。1942年，"肾性骨营养不良"成为国际上首次由中国人命名的疾病（*Science*，1942）。1938年，病历中已经记载到采取饮食限制延缓慢性肾衰竭进展的临床实践，这些科学探索和临床实践代表当时国际最高水平。

　　20世纪50年代，协和医院内科成立了心肾专业组。邵孝锉教授在国内率先开展肾小球滤过率相关研究，发表在《中华内科杂志》。同期，刘士豪教授带领陈敏章、毕增祺、尤大钰等医师与国际同行同步开展人工肾研究，包括早期腹膜透析的探索，心肾组医生用自制腹膜透析液在病房进行腹膜透析救治急

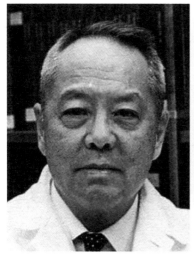
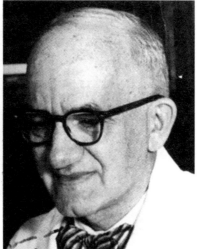

GASTRIC SECRETORY EXCITANT IN BLOOD 197

3292

Demonstration of a Gastric Secretory Excitant in Circulating Blood by Vivi-Dialysis.

R. K. S. LIM AND H. NECHELES.

From the Department of Physiology, Peking Union Medical College, Peking, China.

林可胜（Robert Kho-Seng Lim）教授（左）和 Heinrich Necheles 教授（右）在协和医学院生理学系完成活体透析研究，发表系列论著（下）；首次使用肝素透析，是血液净化发展史上的重要里程碑

view of the favorable effects on osteomalacia, two of our patients with renal osteodystrophy received by mouth A.T.10 in 3 cc daily doses for 5 four-day metabolic periods while on a high calcium and moderate phosphorus intake. In both cases there was an immediate and progressive decrease of fecal calcium. While calcium appeared in significant amounts in the urine in one case, it remained absent in the other. The net retention of calcium at the height of A.T.10 action during the last period of its administration or the following period amounted to 50 per cent. of the intake. This was followed by a corresponding phosphorus gain due to a diminution of phosphorus elimination both in the stool and in the urine. The serum calcium, low initially in both cases, was raised to normal; and the inorganic phosphorus, high to start with, was reduced to normal during the A.T.10 therapy. Thus in remedying the basic metabolic defect underlying the bone disease in renal osteodystrophy, dihydrotachysterol appears to be highly efficacious, similar to vitamin D in rickets and osteomalacia. However, the effect of A.T.10 lasts for 7 or 8 four-day periods after the therapy is discontinued, in contrast to the long-sustained aftereffect of vitamin D in rickets and osteomalacia. Therefore, to secure substantial remineralization of the skeleton in renal osteodystrophy it would be necessary to administer A.T.10 for a prolonged period of time.

Another mode of therapy which we believe to be of interest in renal osteodystrophy is the oral administration of iron salts. It is well known in elementary chemistry that iron combines with phosphate to form insoluble ferric phosphate. That similar reaction takes place in the intestine is indicated by the experimental work[4] showing that iron added to a non-

rachitogenic diet of rats produces rickets. Thus iron in large doses is contraindicated in rickets and osteomalacia. However, in renal osteodystrophy with hyperphosphatemia and high concentration of phosphate in the intestine interfering with the assimilation of calcium, the phosphate-precipitating action of iron may be utilized to advantage. Accordingly, the two patients with renal osteodystrophy referred to above were given ferric ammonium citrate 6 gm daily for from 5 to 14 metabolic periods. The most consistent changes were a decline of the serum inorganic phosphorus and an ascending tendency of the serum calcium. The phosphorus balance showed a decline due to an increase of stool excretion of phosphorus. The fecal elimination of calcium was usually diminished, giving rise to favorable calcium balance. This increase of calcium retention is most probably the result of the calcium-sparing action of iron in combining with phosphorus in the intestine. Thus from the standpoint of combating phosphate retention and promoting calcium gain in renal osteodystrophy, iron therapy proves effective.

In view of the present unsatisfactory state of affairs in the therapy of renal osteodystrophy, dihydrotachysterol (A.T.10) and iron seem to be rational and useful items in the treatment of such condition. As far as we are aware, the use of A.T.10 or iron in osseous disorder due to renal insufficiency has not been recorded in the literature. This is a preliminary report, and the detailed data will be published elsewhere.[5]

S. H. LIU
H. I. CHU

DEPARTMENT OF MEDICINE,
PEIPING UNION MEDICAL COLLEGE,
PEIPING, CHINA

PEIPING UNION MEDICAL COLLEGE HOSPITAL 35
INPATIENT RECORD
HOSPITAL NO. 57996

Li Yao-Liang

Daily Food Intake.

Date	Proteins in # calories	Total Calories
Aug. 14	18	539
Aug. 15	12	438
Aug. 16	11	385
Aug. 17	6	312
Aug. 18	5	325
Aug. 19	—	—
Aug. 20	4	315 (120 = I.V. glucose)
Aug. 21	—	130 (120 = I.V. glucose)
Aug. 22	—	260 (240 = I.V. glucose)
Aug. 23	—	150 (120 = I.V. glucose)

1938年，采取饮食限制延缓慢性肾衰竭进展（左）。1942年，刘士豪首次命名"肾性骨营养不良"沿用至今（*Science*，1942）（右）

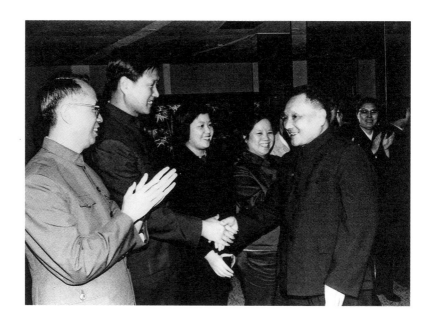

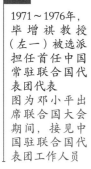

1971~1976年，毕增祺教授（左一）被选派担任首任中国常驻联合国代表团代表

图为邓小平出席联合国大会期间，接见中国驻联合国代表团工作人员

性肾衰竭患者，并多科合作实施我院首例肾移植，主刀医生为吴阶平院士。

专科诞生和早期创业阶段

1979年，毕增祺教授创建了肾脏病专业组并担任主任，成为中国首批肾脏专科之一。1980年，毕增祺教授参与筹备中华医学会肾脏病学分会，并被选为第一届常委兼秘书。

在创建初期，从5张病床、4名医生起步，肾科前辈克服条件限制，自力更生地开展了大量临床、教学及科研工作，业务能力在国内肾脏病学界处于领先水平。专科诞生伊始，建立了肾脏病理实验室，使用自行研制的免疫荧光检测所需抗体进行独立的肾脏病理检查，是国内最早的肾脏病理中心之一。实验室开展了尿蛋白电泳检查，完成细胞学方面的实验及动物实验，且积极从事肾脏病基础研究。20世纪80年代初期，先后开展X线和B超引导下肾穿刺活检，是国内早期开展经皮肾活检的单位之一。1980年创建了血液透析室，第一台透析机

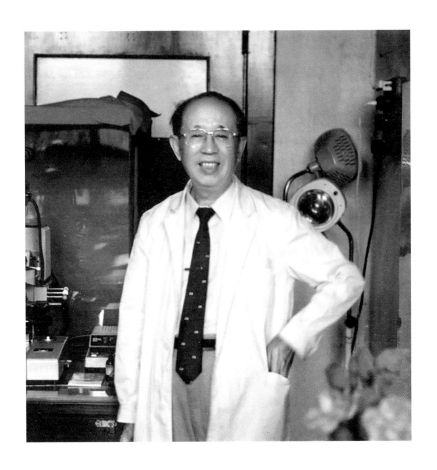

毕增祺教授申请成立肾脏病组的报告手稿
1979年，毕增祺教授创建北京协和医院肾脏病专业组

毕增祺教授在肾内科病理实验室
20世纪80年代，肾内科创建病理实验室

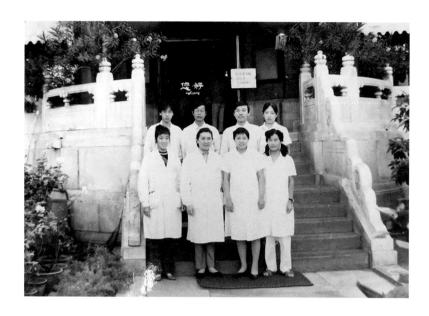

1986年血液透析中心工作人员合影
第一排左起：
王晓楠、沈亚瑾、张跃（进修医师）、杨桂琴；
第二排左起：
赵建成、李学旺、张宏（进修医师）、张国萍

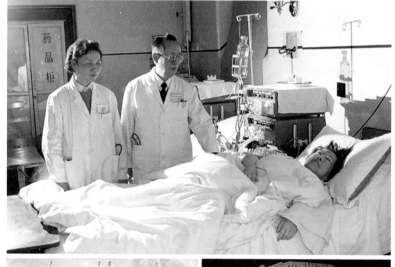

1980年肾内科创建了血液透析室
上图：20世纪90年代，毕增祺教授（右），沈亚瑾教授（左）在老楼6号楼血液透析中心查房。图中瑞典金宝AK-10醋酸盐透析机，为北京协和医院也是中国大陆的第一台透析机，是李大钊女儿李星华女士赠予。
左下：1978年1月，血液透析1号患者第1次透析记录；右下：20世纪80年代血透患者信息登记卡片

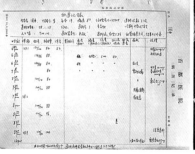

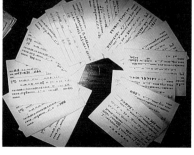

来自李大钊女儿李星华女士的捐赠。血液透析室最初有技师1名，透析机2台，能常规开展铺膜式血液透析，也是国内最早开展动静脉床旁持续血液滤过治疗的单位之一。在有限的资源和条件下，20世纪80年代初，血液透析室利用原有醋酸盐透析机为患者进行碳酸盐透析，并摸索了"短而频"的诱导透析模式，解决了老年患者透析失衡的问题。

学科成熟和蓬勃发展阶段

20世纪90年代初期，一批年轻的学者从海外学成归来，为肾脏病学科发展注入了新的活力和发展契机。1993年肾脏病专业组改为肾内科，同年成立了血液净化中心。20世纪90年代后期，多位博士、硕士研究生毕业，并相继赴美国、欧洲、澳大利亚和日本完成博士后训练或进修归来，使得肾内科更具生机和活力。

经过近30余年艰苦创业，肾内科已逐步发展为国家重点临床专科、疑难罕见肾脏病诊治中心，成为亚专科综合全面的科室。肾内科由门诊、病房、血透中心、腹透中心、透析通路中心、实验室等七部分组成，科室下设肾小球疾病、肾小管间质疾病及水盐代谢、罕见肾脏病、慢性肾衰竭非透析治疗、血液透析、腹膜透析、介入肾脏病等亚专业方向。门诊量近十万人次/年，每年住院患者数逾千人次，院内外肾活检近千例。得益于北京协和医院严格的医师轮转培训制度及三级查房制度、各级医师扎实的内科基础、协和MDT综合实力、完善的血液净化中心、特殊血液净化和自动化腹膜透析平台，使得肾内科在疑难罕见危重患病的救治中独具优势，为疑难罕见病国家重点实验室一部分，牵头国家罕见病质控中心罕见肾脏病质控工作获得业界一致肯定。此外在干部保健、外宾诊疗、重大任务保障方面承担重要责任，在抗震救灾、支援西部、援鄂抗疫等任务中都能见到肾内科同志的身影。

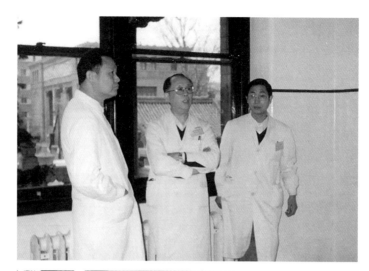

20世纪90年代，毕增祺教授（中）、黄庆元教授（左）、李学旺教授（右），在北京协和医院老楼合影

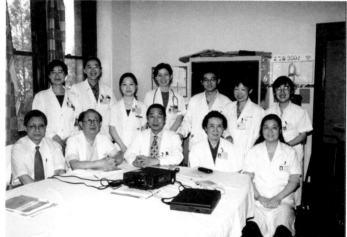

2001年肾内科医师合影
前排左起：郑法雷、毕增祺、李学旺、沈亚瑾；后排左起：叶文玲、李雪梅、秦岩、袁群生、陈丽萌

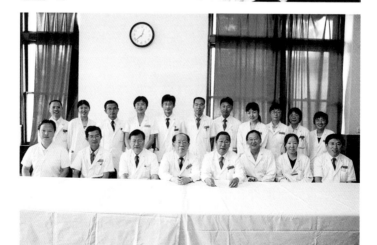

2008年7月肾内科医师合影
前排左起：孙阳、李航、郑法雷、毕增祺、李学旺、李雪梅、于阳、李明喜；
后排左起：文煜冰、叶葳、袁群生、叶文玲、刘炳岩、高瑞通、蔡建芳、刘冬妍、徐红、陶建瓴、陈丽萌

科室设置

医疗特色工作

危重肾脏病学及特殊血液净化治疗平台 肾内科在复杂病例的诊治和重症患者的抢救具有自身特色，为有力保障重症患者的治疗，从建科伊始便非常重视特殊血液净化治疗平台的发展。20世纪80年代开展连续性血液滤过，20世纪90年代先后开展膜式血浆置换、双重滤过血浆置换、胆红素吸附、免疫吸附，2006年开展分子吸附再循环系统（人工肝）治疗肝衰竭，近年来率先开展超滤液血液滤过吸附新技术治疗多发性骨髓瘤管型肾病，在特殊血液净化领域一直位列国内前沿。目前，血液净化中心已经成为全院患者肾脏支持、生命支持及疑难重症及罕见病的血液净化治疗的平台，在应用特殊血液净化技术辅助治疗疑难重症疾病方面积累了丰富的经验，与十余个兄弟科室都有合作抢救经验，获得12次医院医疗成果奖，体现了北京协和医院的学科齐全、技术力量雄厚、特色专科突出和多学科综合的强大优势。

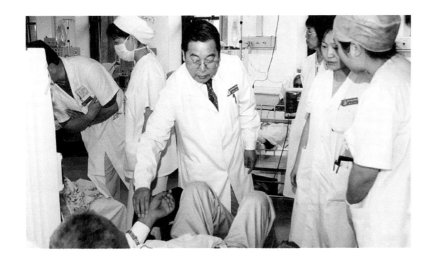

2000年李学旺教授（中）在老楼7号楼血液透析中心查房
右二，秦岩；
右三，陶建瓴

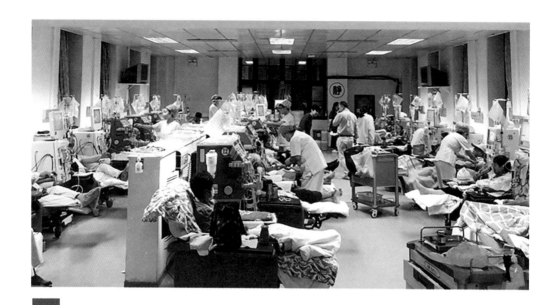

2019年夏，老楼7号楼1层忙碌的血液净化中心

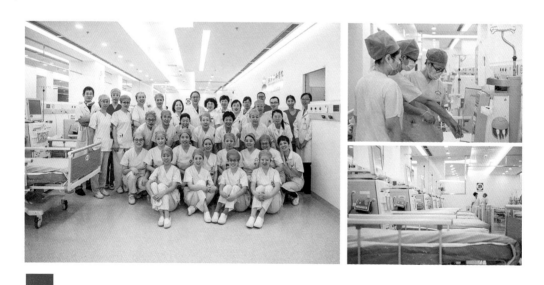

2020年8月，新血液净化中心落成并投入使用。左图：透析中心搬迁结束，肾内科工作人员合影；右图护士对透析设备进行调试

疑难罕见病诊治中心 肾内科自20世纪80年代以来建立实验室，开展经皮肾穿刺活检，可独立完成肾穿刺活检标本从获取，处理以及免疫荧光、光镜、电镜阅片的全部操作。目前每年肾穿刺活检近千例，接收兄弟院所肾穿刺活检标本数百例，协助十余家医疗机构完成肾穿刺活检及病理诊断。目前正在研究的人工智能辅助阅片系统已具雏形，将进一步提高病理诊断水平。开展抗GBM抗体、抗PLA2R抗体、冷球蛋白等临床项目检测，大幅提高协和医院疑难肾脏病诊治水平。在罕见病诊断领域，利用功能试验、基因测序、显微切割联用质谱分析等技术，打造全方位多维度的疑难罕见病诊治平台，在遗传性失盐性肾病、继发性肾脏病等疑难罕见病的诊治中均具领先水平。分子靶向药物如CD20单抗、BLyS单抗、依库珠单抗等药物的临床应用，为传统疾病的精准化、个体化治疗提供了新的手段。

血液净化质控和慢病管理中心 血液净化中心是北京市血液净化质量控制和改进中心、血液透析培训基地。随着新血透中心的投入使用及搭载迅猛发展的信息技术，透析质量控制和慢病管理工作也升级为系统化、智能化管理工程。

20世纪80年代，肾内科即提出低蛋白饮食为非透析治疗的基础，逐渐确立了以肾脏专科医师、营养师和护士多方位介入的协和慢性肾脏病一体化管理方案。通过多科合作，建立了CKD-MBD联合门诊，全国MDT协作网、全国多中心基于智能手机的中国CKD患者队列，极大地方便了患者就诊和全程慢病管理。同时也开办了慢性肾脏病患者教育课堂，与协和医院肠内肠外营养科、营养科联合在多个媒体平台进行科普宣教和推广，并牵头制定了卫生部肾脏营养治疗的国家标准。

自动化腹膜透析中心   1964年开始北京协和医院应用腹膜透析抢救急性肾衰竭患者。1999年成立腹膜透析中心，为急诊、重症加强护理病房和全院住院患者提供高水平，24小时应召的腹膜透析支持，同时负责京、津、冀、内蒙古等区域居家规律腹膜透析患者的管理和治疗。20世纪90年代在全国首批开展自动化腹膜透析（automated peritoneal dialysis，APD），居家APD总病例数和比例均在全国领先。率先开展急诊危重病患者的APD治疗，三次获"北京协和医院医疗成果奖"，为卫计委全国腹膜透析示范中心和医护培训基地，召开了七届协和APD论坛，培训全国数百家医护人员，牵头多项全国多中心APD临床研究。腹膜透析中心自成立之初即采用专科护士责任制，所有护士均在国外或香港完成相关培训，对腹膜透析患者实施全面管理，多次获得北京市和院校护理成果奖及论著奖，腹透患者失访率和腹腔感染率全国最低。

介入肾脏病通路中心   介入肾脏病学是肾脏病领域重要的一门分支学科。透析通路是透析患者的生命线，包括血液透析通路和腹膜透析通路。血液透析通路包括自体动静脉内瘘、人工血管内瘘、中心静脉导管等形式。在北京协和医院的大力支持下，血液净化中心配备了万级净化通路手术室、移动C型臂等通路手术设备。

肾内科从2006年起开始独立开展透析通路的建立及维护工作，全面开展各类透析通路相关治疗项目。2016年主译了国际第一本关于透析通路的系统教科书《介入肾脏病学》，在国内率先引入了介入肾脏病学亚专业的概念。

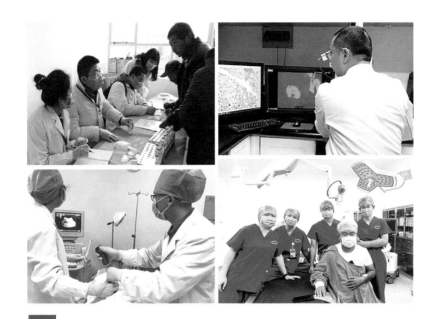

肾内科临床科研工作掠影。左上：肾内科流行病学调查团队在平谷进行流行病学调查（2014年）；右上：文煜冰医师在肾脏病理实验室（2017年）；左下：陈罡医师（右）完成超声引导下肾穿刺活检术（2019年）；右下：肾内科通路手术室暨介入中心落成并投入使用，通路手术团队完成第一例动静脉瘘成形术（2020年）
后排右起：刘炳岩、马杰、胡燕、陈之淳

科研工作

经过近40年的发展，肾内科已在国内肾脏病临床科研领域具有较好的声誉。20世纪80年代初，首先研制出肾衰竭必需氨基酸制剂，探讨了中西医结合在慢性肾衰竭非透析治疗中的意义，率先在国内开展了狼疮性肾炎的免疫病理学及临床研究。20世纪90年代以来，肾内科先后承担或参于包括国家"八五""九五""十一五""十二五"及"十三五"在内的多项科研项目，在诸多领域取得研究成果。2009年以来完成中国儿童和成人GFR评价系列工作。2014年以来对北京平谷地区进行万人级别的肾脏病流行病学调查。在"十二五"课题支持下采用以MRI为核心的技术对ESRD患者的脑血管并发症进行评价。在"十三五"课题支持下联合国内多中心率先启动了"罕见肾脏病注册登记及临床队列研究–罕见肾脏病"注册登记研究。

近5年来，新的技术亦不断开展和成熟，成为科研工作的重要基石。2012年以来采用质谱分析手段，建立中国健康人尿蛋白质组表达谱，以糖尿病肾病为代表构建疾病尿蛋白质组数据库。此外，肾内科还开展了利用激光显微切割联合质谱分析、冷球蛋白定性检测、抗磷脂酶A2受体抗体检测等技术，支持了科研及临床的进步。

作为国家新药药物临床试验机构，肾内科承担了国内多种药物的全国多中心临床验证的组织和牵头工作，其中"促红细胞生成素的研制和临床研究"获1998年国家科技进步二等奖；参与HIF-PHI治疗肾性贫血的Ⅲ期临床试验结果发表于《新英格兰医学杂志》。

肾内科与美国NIH、美国哈佛大学麻省总医院肾脏科、美国哥伦比亚大学肾脏科、美国约翰·霍普金斯大学医学院肾脏科和美国犹他大学肾脏学系等机构有诸多学术交流。自2015年

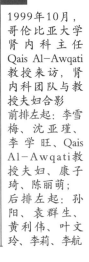

1999年10月，哥伦比亚大学肾内科主任Qais Al-Awqati教授来访，肾内科团队与教授夫妇合影
前排左起：李雪梅、沈亚瑾、李学旺、Qais Al-Awqati教授夫妇、康子琦、陈丽萌；
后排左起：孙阳、袁群生、黄利伟、叶文玲、李莉、李航

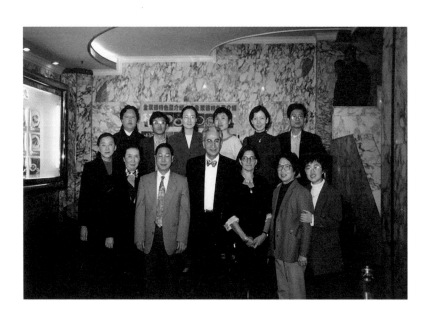

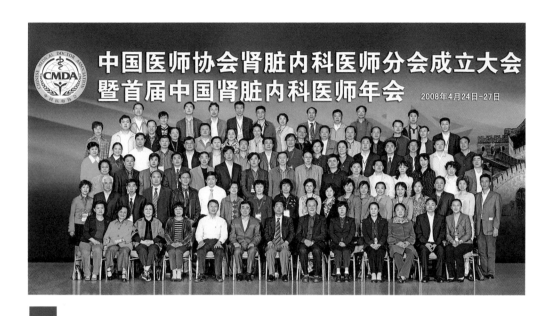

2008年李学旺教授（前排居中）发起并创建中华医师协会肾脏医师分会，任中国医师协会肾脏医师分会首任会长，李雪梅教授（前排右一）任首届常委兼总干事长

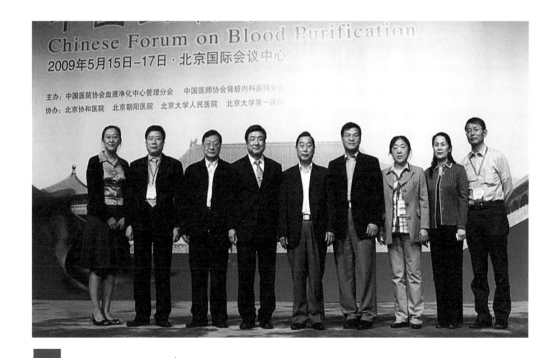

2009年李学旺教授牵头承办首届中国血液净化论坛，致力于血液净化治疗的学术推广
左五：李学旺；左三：郑法雷；左一：李雪梅

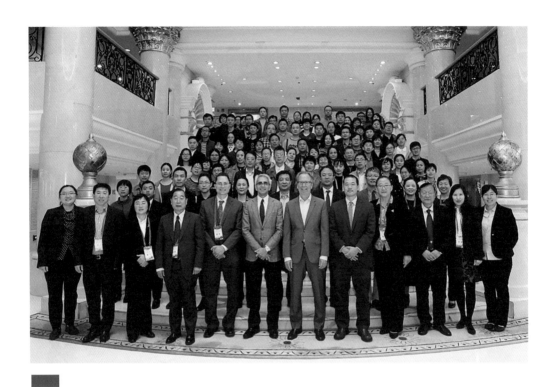

2016年李雪梅教授牵头与美国哈佛大学麻省总医院肾脏科缔结"国际肾脏病姊妹中心",召开年度PUMCH-MGH论坛
前排左起:郑可、李明喜、陈丽萌、李学旺、Andrew Lundquist(美)、Ravi Thadhani(美)、Thomas Coffman(新加坡)、Eugene Rhee(美)、李雪梅、郑法雷、Jie Cui(美)、樊晓红

起成为国际肾脏病协会(ISN)姊妹科室,开始与哈佛大学麻省总医院合作举办年度肾脏病论坛。

教学工作

注重教学是北京协和医院的传统,肾内科也一向重视包括见习实习生、住院医师、专科医师、进修医师等各级医师的培训,做了大量的教学工作。李学旺、李航、李雪梅、陈丽萌和夏鹏医师等先后被评为全国、北京市及院校优秀教师。青年教师在中英文教学比赛获诸多荣誉。

在医学生及住院医师培训方面,除配合完成中国协和医科大学和北京协和医院的相应教学任务，肾内科传承与创新并重，与哈佛大学、芝加哥大学合作推出并参与多项教学改革措施。如研究生公共课改革和导师制，基于学习清单的住院医师规范化培训项目，罕见病翻转课堂教学项目，八年制整合医学教学改革项目、Journal Club、多媒体微课项目等，受到学生和教师的好评与认可。

专科医师培训方面，肾内科拟定了完善的Fellow培训制度，并参加国际相关培训项目，每年选送优秀青年医师赴国际一流医院或学术研究机构进行培训，资助医护人员参加国内外学术会议。每年选拔来自全国各地的优秀医师进修学习，进修医师培养过程仿效研究生培养，实行导师制和专题讲座，为进修医师临床与科研学习进行个性化设计，为基层医院培养了大批骨干。每年召开的国家级学习班2期，将协和多年来积淀的丰富的临床经验直接与学员分享，辐射全国百余家医疗中心，获得学员一致好评。

科室管理

工作的顺利开展离不开一个高效的管理团队。现肾内科除主任外，另设副主任及秘书，分别负责全科医疗、科研、教学等各项工作。科室制定了工作手册、核心医疗制度等相关管理制度，每月召开管理例会，每周有全科质量安全管理例会及全科临床会议。科室有病理工作组、血液净化及通路工作组、信息平台组、病历内涵质控工作组、教学及国际学术交流组等工作组设置。科室注重文化建设，党支部组织员工每年春节期间慰问科室退休教授，定期组织全科文体娱乐活动，提高了全科的凝聚力，促进了科室不断创新和发展。

学科带头人

　　毕增祺教授（1925～）　安徽歙县人，我国肾脏病学奠基人之一。1979～1990年任肾内科主任。1952年毕业于上海同济大学医学院。1955～1959年在苏联列宁格勒医学院学习，获副博士学位。1959年开始在北京协和医院内科工作。1972年，受国务院指派，任首届我国常驻联合国代表之一，承担代表团医疗等工作。1979年在北京协和医院创建肾内科，至1990年任肾内科主任。曾连任中华医学会肾脏病分会副主任委员、秘书，荣获终身成就奖。

毕增祺 教授
2019年7月，毕增祺教授在家中

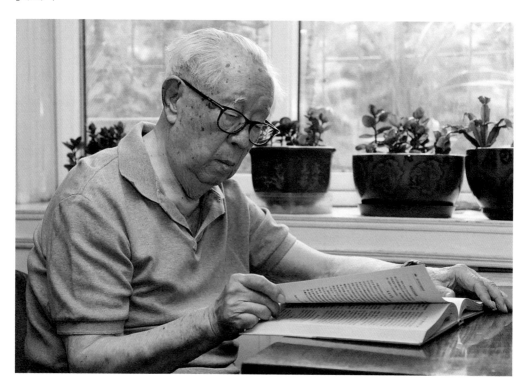

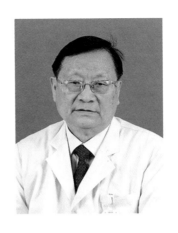

郑法雷 教授

郑法雷教授　1946年出生于江苏泗阳，著名肾脏病学家。1970年毕业于中国协和医科大学医学系。1982年由中国协和医科大学肾内科研究生毕业，获硕士学位。1985年9月后在比利时安特卫普大学肾脏病–高血压科做博士后。1990～1997年任肾内科主任。曾任北京医学会肾脏病分会主任委员，中华医学会肾脏病分会常委。

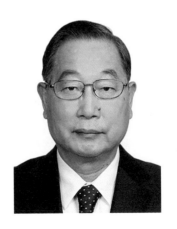

李学旺 教授

李学旺教授　河北安新，著名肾脏病学家。1970年毕业于中国协和医科大学医学系。1982年由中国协和医科大学肾内科研究生毕业，获硕士学位。1987～1989年于美国马里兰大学医学院肾脏病科从事肾脏细胞生物学研究。1997～2005年任肾内科主任，1999～2007年担任北京协和医院副院长及常务副院长，创建中国医师协会肾脏病分会并担任首届会长，曾任中华医学会肾脏内科分会第五、第六届常委、秘书及第七届副主任委员。

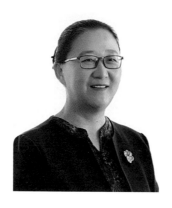

李雪梅 教授

李雪梅教授　国家百千万人才和国务院特殊津贴获得者。1996年获中国协和医科大学医学博士学位。1997年于澳大利亚接受肾科专科医师培训。2003～2005年在美国国立卫生研究院（NIH）做博士后，从事危重病研究。2005～2021年任肾内科主任，目前担任内科学系主任，中华医学会肾脏病分会副主任委员，北京医学会肾脏病分会主任委员。

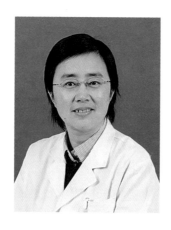

陈丽萌 教授

陈丽萌教授　协和学者特聘教授，JASN副主编，1993年从华西医科大学选送北京协和医院实习，2001年获得中国协和医科大学博士学位。2004～2006年于美国国立卫生研究院（NIH）完成博士后训练，为首批百人计划、UCSF-CTSI项目首批学员、芝加哥大学国际教育学者项目学员。2021年开始任肾内科主任。曾任中国肾脏内科医师协会常委、现任北京医学会肾脏病分会常委、秘书，国家罕见病质控中心副主任，国家卫健委罕见病专家委员会委员。

党建工作

肾内科党支部成立于1979年，历任书记有卜玉芬、陈丽萌、徐红、李航，秦岩为现任书记。肾内科党支部数次获中国医学科学院先进基层党组织，党支部成员多人荣获卫健委、医科院、医院优秀党员及党务工作者。

肾内科响应党中央号召，积极投身各种医疗援助。2008年5月汶川地震余震未了，陈丽萌书记带领肾内科医护团队紧急受命深入震区开展医疗援助，团队荣获"国家巾帼文明奖"，多人获得"年度医科院优秀共产党员""医院特殊贡献奖"。2020年2月新冠疫情肆虐，秦岩书记带领肾内科医护团队6人，加入国家援鄂医疗队，出征武汉，在前线发挥肾脏专科特长，实施床旁持续血液净化治疗千余小时，协助降低重症患者死亡率，获得国家卫健委、中华医学会、北京医学会肾脏病分会的团队及个人嘉奖，1名青年护士火线入党。2015～2018年，于阳、秦岩、叶文玲教授作为中组部援疆干部赴疆进行长达3年的医疗支援工作，不仅在医教研管各方面帮助受援单位，而且将协和精神、协和文化带入全疆，还响应号召参加"民族团结一家亲"结亲活动，和南疆村民同吃、同住、同学习、同劳动，为民族团结和民族融合做出了贡献，被评为"优秀援疆干部"并记功。还有多名科室成员远赴西藏自治区、内蒙古自治区、云南、安徽等地区医疗支援，充分体现了党支部的凝聚力和党员的先锋模范作用。

　　值此百年院庆之际，在医院的大力支持下，肾内科迁入了

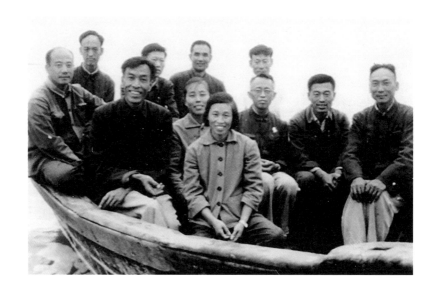

毕增祺教授在北戴河参与流行性脑炎防治
中排右三为毕增祺，后排右二为籍孝诚

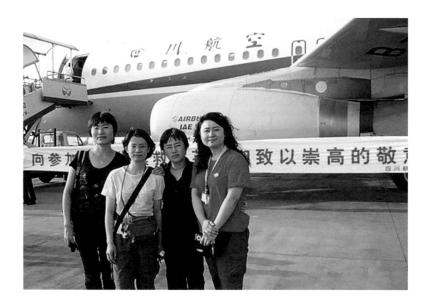

2008年汶川大地震后，肾内科支援震区团队抵达成都双流机场
左起：叶文玲，卢艳、陈丽萌、王娟

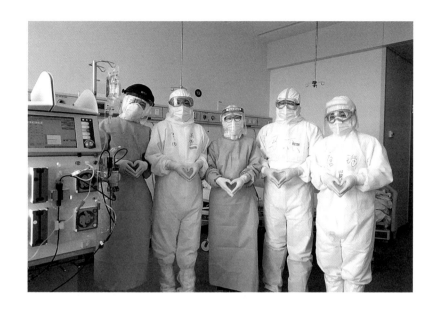

2020年秦岩教授率领肾内科团队在武汉一线抗击新冠肺炎疫情
左起：兰静、胡燕、秦岩、马杰、唐瑶。另一位肾内科援鄂队员为夏鹏

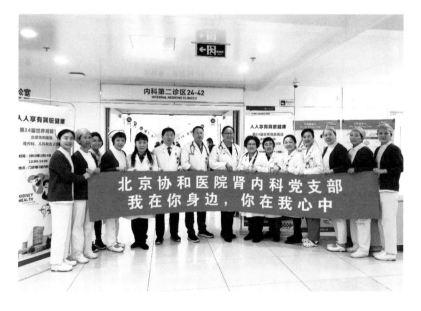

2019年3月10日国际肾脏病联合会"世界肾脏病日"，肾内科组织义诊活动
左起：贺子夏、周紫娟、陈丽婷、姚佳、刘士勤、李明喜、马杰、李雪梅、魏珉、陈丽萌、秦岩、简珊、宋丹、胡燕、周跃

新血液净化中心，且与哈佛大学的合作晋级为国际肾脏病学会A级合作项目。肾内科医护人员将秉承"严谨、求精、勤奋、奉献"的协和精神，和全体协和人一起归零再出发。立足临床，医教研并举，投身国家医学中心、转化医学中心、国家重点实验室建设，探索远程智慧血液净化新技术，迎接罕见肾脏

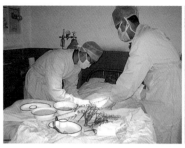
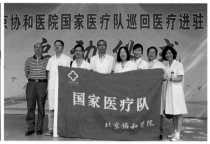

扶贫支边
左上：2006年，
刘炳岩（左）
在西藏为患者
行人工动静脉
瘘成形术
右上：2013年，
于阳（右四）
在内蒙古乌海
扶贫支边
左下：2016年，
秦岩（左四）在
新疆医疗支援
右下：2016年，
叶文玲在新疆
医疗支援

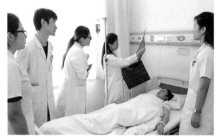
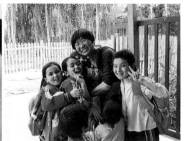

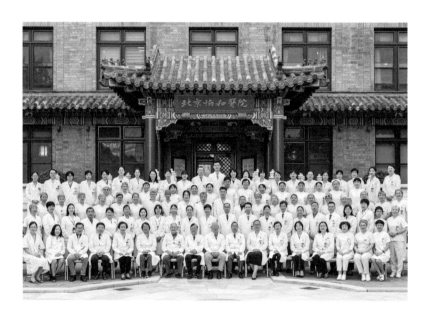

肾内科全家福
（2021年8月）

病机制探索和新药研发等的新挑战，并积极参与医疗健康卫生
领域"卡脖子"和"临门一脚"项目科研创新和转化，推进公
立医院高质量发展。

风湿免疫科

历史沿革

　　1959年，中国派遣张乃峥教授赴苏联医学科学院风湿性疾病研究所进修，1961年归国后参与制定了国家科学发展规划中的风湿病学部分，并在全国最先建立了风湿性疾病门诊，以及类风湿因子、抗透明质酸抗体、黏蛋白、六氨基己糖及纤维蛋白原的检测。

　　1976年，张乃峥再次酝酿筹建风湿病学专业，1979年正式建立了我国第一家内科学系中的临床免疫学及风湿病学科，被称为"中国风湿病学之父"。1980北京协和医院风湿免疫科正式建科，张乃峥任第一任科主任。

　　1983年，北京协和医院风湿免疫科接受世界银行第一批医学教育贷款20万美元，获批成立国家风湿病学训练中心。1984年起与国际风湿病学学会联盟（ILAR）合作开展了类风湿关节炎、强直性脊柱炎和系统性红斑狼疮的流行病学调查，摸清了这些疾病在我国的流行情况。1982年召开第一次全国风湿病学会议，并于1985年成立了中华风湿病学分会，1988年参加了国际风湿病学组织。虽然我国风湿病学的起步迟于发达国家至少40年，但我国在临床方面已追上了国际发达水平，有的已处于前沿。因此，协和风湿免疫科为本学科做出了巨大的贡献。

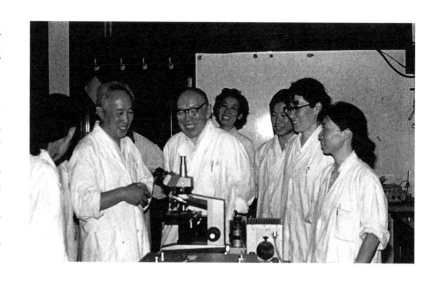

1979年冬，张乃峥教授向医院递交了申请建立风湿学实验室的报告，实验室诞生之初，得到了医院和内科领导的大力支持和关注
图为内科主任张孝骞教授（左二）视察实验室工作，张乃峥教授（左一）、唐福林（右三）等陪同

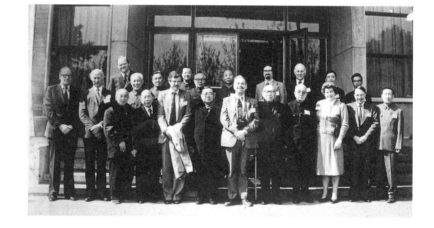

1982年3月在北京召开中英风湿病学研讨会及全国第一次风湿病学专题学术会议，拉开了中国风湿病学发展的帷幕

　　北京协和医院风湿免疫科自成立之日起就非常重视人才梯队的建设和培养。中华医学会风湿病学分会成立至今已有30余年，历任主任委员（除第八届外）均由我科教授担任（张乃峥、董怡、唐福林、张奉春、曾小峰、赵岩），董怡和曾小峰还曾任亚洲太平洋地区风湿病学学会联盟（APLAR）副主席。

　　本学科是首个国家教委风湿病学博士学位授予点、风湿免疫内科博士后流动站、卫生部住院医师培训基地、国家级风湿免疫科专科继续教育基地、国家级风湿药物临床药理基地、国家临床重点专科，并于2019年获批成为免疫疾病领域唯一的国家皮肤与免疫疾病临床医学研究中心（NCRC-DID），并且被亚太风湿病联盟授予"风湿病诊疗、科研、培训及教育卓越中心"称号。我科实验室是教育部及中国医学科学院重点实验室。现有博士生导师14名，硕士生导师9名。初步构建"四级协作网络"（区域、省级、地市级、县级/社区级），纳入覆盖全国31个省、市、自治区的1941家中心。并在国家卫健委的支持下，制定了全国《综合医院风湿免疫科建设与管理指南》。先后组织制定了包括《风湿性疾病诊治指南》（第1版及第2版）、《2016中国痛风诊疗指南》《2018中国类风湿关节炎诊疗指南》、《2020中国系统性红斑狼疮诊疗指南》以及《甲氨蝶呤在风湿性疾病中的应用中国专家共识》等40余项行业指南共识及标准。

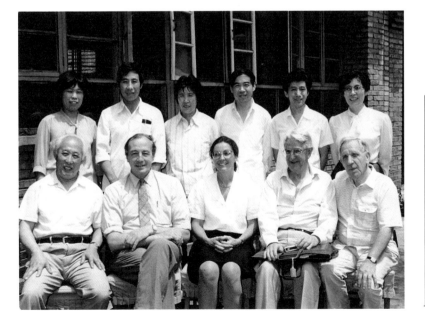

1983年国际风湿病联盟组织的中国风湿性疾病流行病学调查开始，照片摄于北京郊区

右起：Ivan Duff（美国），Richard Wigley（新西兰），Bombar-dier（加拿大），Peter Benett（美国），张乃峥，后排右一为胡大文，右三为施全胜

张奉春教授负责的国家"十一五"科技支撑计划——干燥综合征诊断方法及诊断标准的建立课题启动会

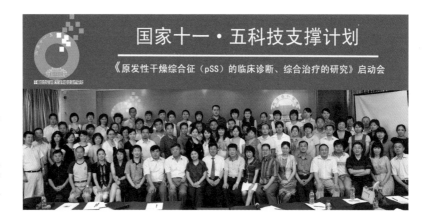

曾小峰教授负责的国家"十一五"科技支撑计划——系统性红斑狼疮的临床诊断、综合治疗的研究课题启动会

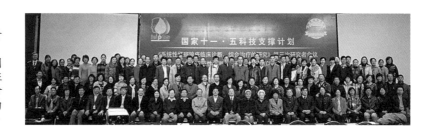

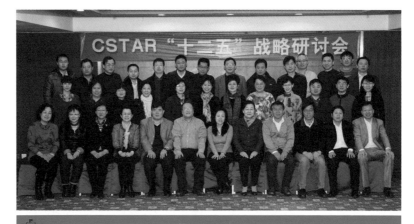

曾小峰教授继国家""十一五"科技支撑计划之后，连续获得国家"十二五"和"十三五"科技重点计划项目，持续发展建设中国风湿免疫病临床队列及预后研究

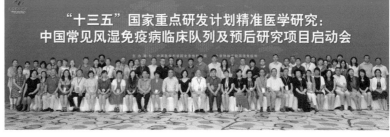

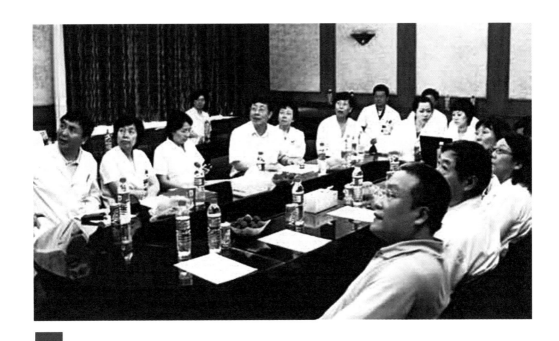

2009年由张奉春教授与临床药理、内分泌科、神经内科合作的国家"重大新药创新"科技重大专项——自身免疫性疾病及糖尿病新药临床评价研究技术平台启动会

风湿免疫科的建立、发展和大事记

1983年
- 我科接受世界银行第一批医学教育贷款，获批为国家风湿病学培训中心。
- 张乃峥在风湿病学国际性重要刊物*The Journal of Rheumatology*上撰文*Rheumatic Diseases in China*，首先报道了中国风湿性疾病的情况。

1984年
- 由张乃峥主持展开国际抗风湿病学会联合会–中国常见风湿性疾病流行病学研究。

1985年
- 我科举办首届全国风湿性疾病实验室进展学习班。
- 中华医学会风湿病学分会成立，张乃峥任第一届并连任第二届主任委员。董怡教授任副主任委员。

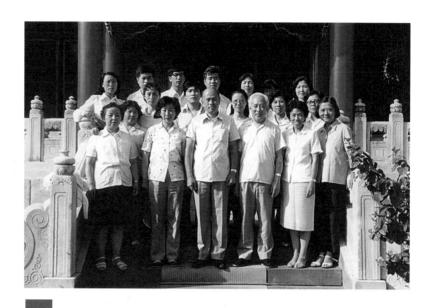

1985年我科举办全国风湿性疾病实验室进展学习班时的合影

1986年

· 我科主办中华医学会首次全国风湿病学讲习班。

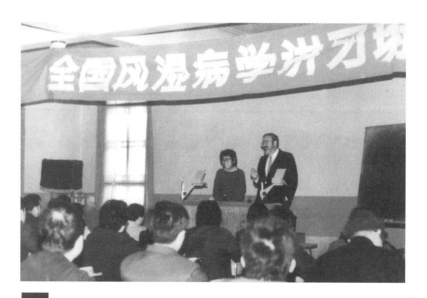

1986年11月我科主办中华医学会首次全国风湿病学讲习班
董怡教授在讲习班上为世界著名风湿病学家Tala教授担任翻译

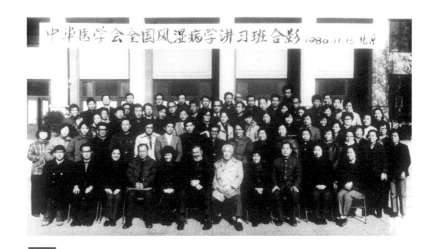

1986年11月我科主办中华医学会首次全国风湿病学讲习班
董怡教授在讲习班上为世界著名风湿病学家Tala教授担任翻译（续）

1988年

- 中国成为亚洲太平洋地区风湿病学学会联盟（APLAR）正式会员国，张乃峥任第五届APLAR执委会委员。

- 张乃峥主持的抗核抗体谱的建立及其临床应用研究获"国家科技进步三等奖"。

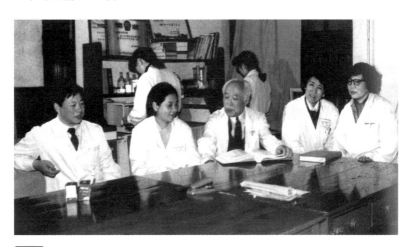

1988年张乃峥教授领导的"抗核抗体谱的建立及临床应用研究"获国家科技进步三等奖
图为课题主要参与人员合影

1990年
- 董怡任我科第二任科主任，唐福林任副主任。

1992年
- 董怡任第三届并连任第四届中华医学会风湿病学分会主任委员。

1995年
- 张乃峥主持的原发性干燥综合征的系统研究获"国家科技进步三等奖"。
- 蒋明主编《风湿病学》出版，是我国风湿病学的重要专著。

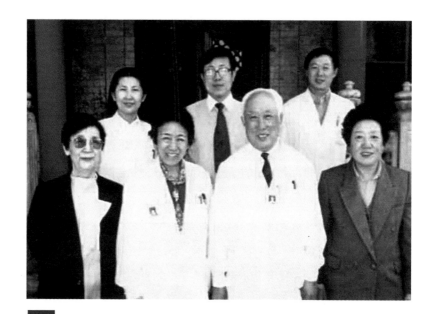

由张乃峥教授与口腔科、眼科合作进行的"原发性干燥综合征的系列研究"获1995年国家科技进步三等奖，图为课题组主要成员合影
前排左起：文竹箴（口腔科），董怡，张乃峥，王良乐（眼科）。后排左起：李小春（口腔科），张奉春，唐福林

1996年
- 我科协助中华医学会风湿病学分会创建《风湿病学杂志》，董怡任主编，唐福林任副主编。
- 董怡任APLAR副主席并连任中华医学会风湿病学分会主任委员。

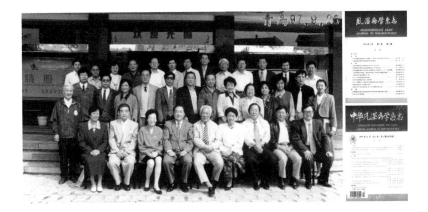

1996年，我科协助中华医学会风湿病学学会创建《风湿病学杂志》，董怡教授任主编，唐福林教授任副主编。1997年在原《风湿病学杂志》的基础上，我科协助中华医学会风湿病学学会创建《中华风湿病学杂志》，并于8月成立首届编委会，张乃峥教授任顾问，董怡教授任主编，唐福林教授任副主编，张奉春教授、曾小峰教授任编审组成员。1997年11月，《中华风湿病学杂志》正式创刊

1997年

- 北京医学分会风湿病专业委员会成立，董怡任首任主任委员。

- 《中华风湿病学杂志》正式创刊，张乃峥任顾问，董怡任主编。

- 张乃峥主编《临床风湿病学》出版。

- 唐福林任我科第三任科主任，张奉春任副主任。

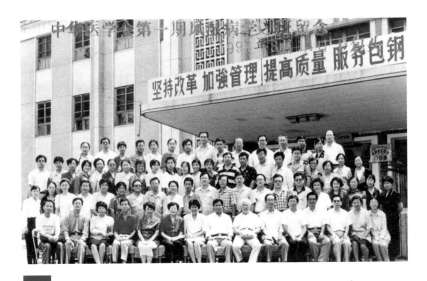

1997年8月我科参与举办中华医学会第一期风湿病学习班。此后学习班每年定期举办

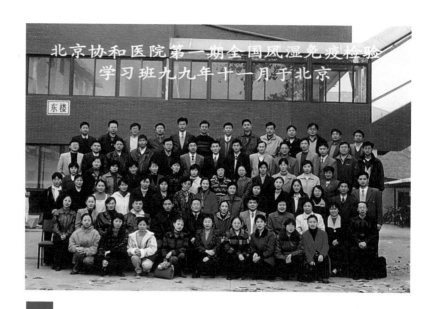

1999年11月我科主办第一期全国风湿免疫检验学习班

2000年

- 我国首次成功承办APLAR大会，董怡任第九届APLAR大会执行主席。
- 唐福林任第五届中华医学会风湿病学分会主任委员。

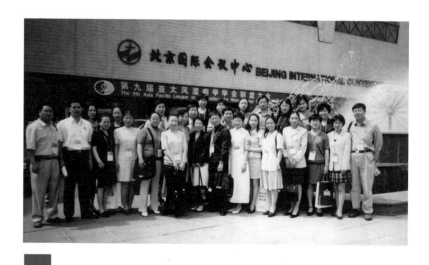

在历届学会主委努力下，中国风湿病学同道积极努力，加强与国际交流，终于在国际风湿病学界占据重要一席。2000年9月，我国成功举办第九届APLAR大会，董怡教授任大会执行主席。董怡教授还曾任APLAR副主席

2002年

- 张奉春任我科第四任科主任，曾小峰、赵岩任副主任。
- 曾小峰任内科学系副主任。

2004年

- 张奉春任第六届并连任第七届中华医学会风湿病学分会主任委员。
- 曾小峰任第三届并连任第四届北京医学会风湿病学分会主任委员。
- 曾学军任北京协和医院普通内科副主任。

2005年

- 我科成功举办首届北京协和医院风湿病学高级研讨班。
- 董怡获"中华医学会风湿病学分会杰出贡献奖"。

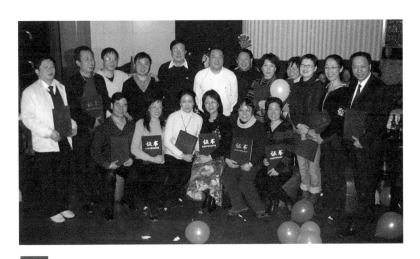

我科自建科后，已培训进修医师千余人。为进一步普及和提高对风湿病学的认识和实践，促进各地区风湿病专业的共同发展，我科在2005年9月成功举办了第一届北京协和医院风湿病学高级研讨班。学员主要为来自全国各省市中心医院风湿免疫科的骨干力量，至今已举办20届，学员共238人

2007年

- 《中华临床免疫和变态反应杂志》创刊，张奉春任主编。

2008年

- 我科整体搬迁至北京协和医院西院院区。
- 风湿免疫科实验室与李永哲研究员带领的检验科荧光免疫室正式合并，成为中国最大的风湿免疫病实验室。

2009年
- 中国医师协会风湿免疫科医师分会成立，张奉春任首届并连任第二届风湿免疫专科医师分会会长。
- 由我科发起的中国系统性红斑狼疮研究协作组（CSTAR）成立。

2010年
- 复旦大学医院管理研究所首次发布中国医院排行榜，我科位列风湿病专科榜首。

2011年
- 赵岩任第五届并连任第六届北京医学会风湿病学分会主任委员。
- 我科发起创建国家风湿病数据中心（CRDC）。

2013年
- 曾小峰任第九届并连任第十届中华医学会风湿病学分会主任委员。
- 张烜获得"国家自然科学基金杰出青年基金"。

2014年
- 曾小峰任我科第五任科主任，张烜为常务副主任，赵岩为副主任，李梦涛、李永哲为科主任助理。
- 中国医学科学院医学信息研究所首次发布中国医院科技影响力排行榜，我科首次获得风湿病学与自身免疫病学榜首。
- 获批国家卫生计生委临床重点专科。

2015年
- 获批成为风湿免疫病学教育部重点实验室。
- 董怡获"APLAR大师奖"。
- 曾小峰任第三届并连任第四届中国医师协会风湿免疫科医师分会会长。
- 张烜荣获教育部"长江学者特聘教授"称号。

2016年
- 我科病房从西院先行迁回东院院区。
- 曾小峰获"全国优秀科技工作者"荣誉称号。
- 上海成功承办APLAR大会，曾小峰任大会主席。

- 我科支部获中央国家机关先进基层党组织，唐福林获中央国家机关优秀共产党员荣誉称号。

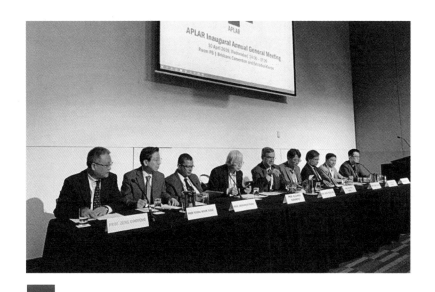

2016年第18届APLAR暨第21届CRA大会在上海召开，曾小峰教授担任大会主席，同时任APLAR副主席和CRA主任委员

2017年

- 人民日报社人民网、健康时报社主办首届国之名医系列评选，董怡、曾小峰、赵岩、李梦涛、王迁获得国之名医称号。
- 环球时报和健康时报主办"敬佑生命·2017荣耀医者"公益评选，我科荣获"金牌团队"称号。
- 创建了中国风湿免疫病医联体联盟（CRCA）。

2018年

- 曾小峰任APLAR副主席。
- 我科实验室及门诊整体迁回东院院区。
- 曾小峰连任科主任，张烜为常务副主任，李梦涛、张文为副主任，赵久良、陈华为主任助理。

2019年

- 我科与变态反应科联合申报获批国家皮肤与免疫疾病临床医学研究中心（NCRC-DID）。

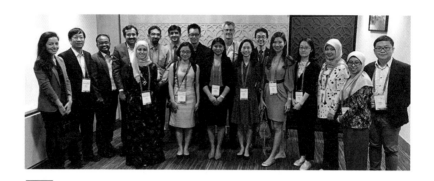

2016年再次成功于上海举办APLAR年会，曾小峰担任APLR副主席及大会主席，赵久良被选为APLAR青委副主委

- 我科获得APLAR"风湿病诊疗、科研、培训及教育卓越中心"称号。
- 李梦涛任第七届北京医学会风湿病学分会主任委员。

2020年

- 我科连续11年荣获"复旦大学医院管理研究所中国医院排行榜"风湿病专科榜首。
- 我科连续7年荣获"中国医院科技影响力排行榜"风湿病学与自体免疫病学榜首。
- 赵岩任第十一届中华医学会风湿病学分会主任委员。

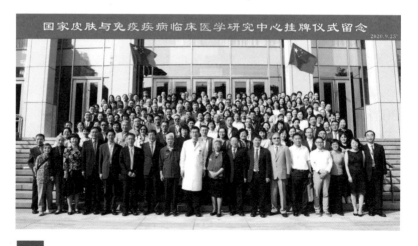

2020年9月，我科建科40年暨纪念张乃峥教授诞辰100周年，并举行国家皮肤与免疫疾病临床医学研究中心挂牌仪式

科室设置

风湿免疫科全科有正高级职称17人、副高级职称10人、主治医师11人、实验室技术人员8人；现有床位68张；设有常规实验室和科研实验室，包括分子生物学和细胞生物学实验室。

医疗工作实力

风湿免疫科年门诊量13万余人次，多为外地疑难重症患者转诊至我院。已成立风湿免疫病诊治中心，集医疗、研究、教学为一体，有力地提高风湿病学诊断和治疗的水平，造福患者。

实验室常规检测项目

自身抗体检测中心（风湿免疫科实验室）是目前国内对风湿性疾病免疫学检查最全面的科室。2020年8月完成了靶抗原特异性标志物的全部项目方法学升级，由传统手工、批量操作、定性检测的ELISA升级为全自动、实时进样、高通量、定量检测的化学发光检测方法，并组建国内三甲医院第一条专门用于自身抗体检测的全自动流水线，真正意义上实现了自身抗体自动化检测的零突破。

学科带头人

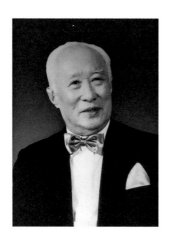

张乃峥 教授

　　张乃峥教授　1947年毕业于上海圣约翰大学医学院。1949年入职北京协和医院，历任北京协和医院内科副主任，中国协和医科大学内科学系副主任。1956年加入中国共产党。1959年受派至莫斯科苏联医学科学院风湿病学研究所进修。1961年回国后，执笔完成国家科学发展规划医学部分中的风湿病学发展规划。1979年在北京协和医院创建了临床免疫及风湿病学专业组，开创中国最早的风湿病专业，成立专科病房和门诊，建立风湿病学研究实验室，并担任风湿病科主任。1982年组织召开全国首次风湿病学专题学术会议暨中英风湿病学讨论会。1985年成立中华医学会风湿病分会，出任第一届、第二届主任委员及其后荣誉主任委员。20世纪60年代，在国内首先建立类风湿因子的测定，最先以氮芥及氯喹治疗类风湿关节炎。他主持的"短膜虫免疫荧光法测双链DNA抗体研究"获1984年"卫生部科研成果奖"。1981年发表"雷公藤总甙治疗类风湿关节炎的初步研究"，开启了雷公藤的临床应用和药理基础研究。主持的"抗核抗体谱的建立及其临床应用研究"和"原发性干燥综合征的系列研究"，分别于1988年及1995年获"卫生部和国家科委科学技术进步成果奖"。主持与国际抗风湿联盟的合作，对我国主要风湿性疾病进行流行病学调查研究。1995年在风湿病学国际性重要刊物*The Journal of Rheumatology*首次发表中国原发性干燥综合征的患病率。

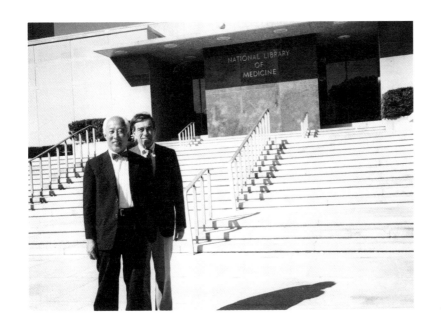

张乃峥教授80年代访问美国华盛顿，在Bethesda与Lawrence Shulman合影Shulman教授时任美国国立卫生研究院（NIH）院长

　　张乃峥教授主编的《临床风湿病学》《中国医学百科全书·风湿病学分册》及《免疫性疾病分册》、卫生部统编教材《内科学》（第4版）风湿病学部分、《中华内科学》风湿病学部分均为我国风湿病专业的经典教材。参编*Textbook of Clinical Rheumatology*并撰写"干燥综合征"章节。发表论著200余篇，1979年被评为国家第一批硕士及博士研究生导师，1993年荣获"北京市优秀教师"称号。

　　1985年美国风湿病学学会授予荣誉会员。1988年任第五届亚太地区抗风湿病联盟（APLAR）执委会委员。1996年被授予亚太风湿病学会"特殊贡献荣誉奖章"。2001年荣获"中华医学会风湿病学分会杰出贡献奖"，同年，获"中国科学技术学会光华科学研究奖"。

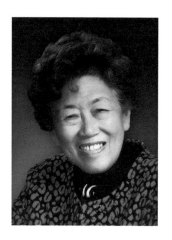

董怡 教授

　　董怡教授　1956年毕业于上海第一医学院医疗系，入职北京协和医院。1979年派赴英国伦敦进修风湿病学。1990年任我科第二任科主任。1992年起担任中华医学会风湿病学会第三届、第四届主任委员。1997年北京医学会风湿病分会成立，任首任主任委员。2005年获"中华医学会风湿病学分会杰出贡献奖"。

　　1993年与张乃峥共同主持我国首次国际风湿性疾病研讨会。2000年任第九届APLAR大会执行主席，时任APLAR副主席。2015年获"APLAR大师奖"。

　　1997年中国第一个风湿病学专业期刊《中华风湿病学杂志》创刊，董怡教授担任主编。2004年与赵岩成为干燥综合征国际临床协作网络项目中国中心负责人，参与制定干燥综合征国际诊断标准。2015年与张奉春共同主编《干燥综合征》，是国内第一本全面阐述该疾病的专业书籍。

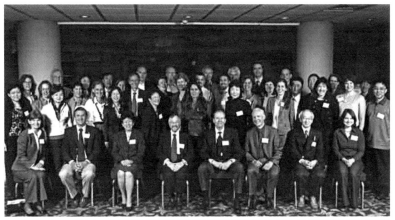

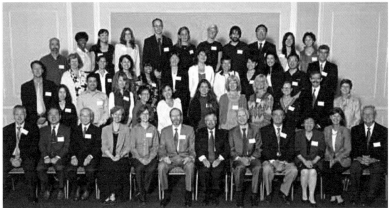

干燥综合征国际研究协作组（SICCA）

上图为SICCA项目全球五国研究者合影，中国代表为董怡（前排左三）、赵岩（二排右一）、郑文洁（二排左二）。下图为SICCA项目全球九国时合影，中国代表为董怡（前排右三）、赵岩（三排右二）、张文（后排右一）、李梦涛（后排右三）

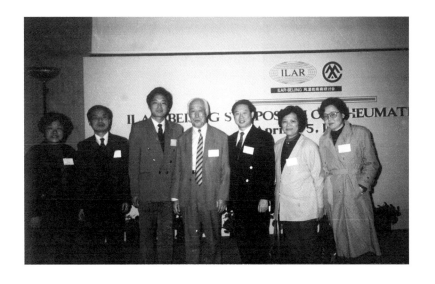

1993年4月，在张乃峥、董怡教授主持下我国首次举办了国际风湿性疾病研讨会——ILAR-BEIJING。在历届学会主委努力下，中国风湿病学同道积极努力，加强与国际交流，终于在国际风湿病学界占据重要一席

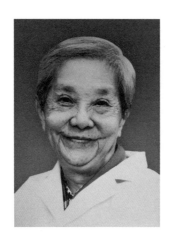

蒋明 教授

蒋明教授　1957年毕业于北京协和医学院，而后入职北京协和医院。1980～1982年赴美国加利福尼亚大学洛杉矶分校学习。1988年研究课题《抗核抗体谱》获"国家科学进步三等奖"，《风湿病学科教幻灯片》获"北京市高教优秀教学奖"。1995年主编《风湿病学》，1996年获"中国图书奖"，1997年获"国家科学图书进步二等奖"。1997年研究课题《类风湿关节炎：临床与基础》获"国家科技进步三等奖"。

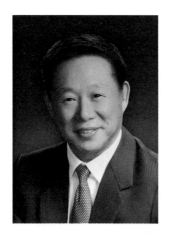

唐福林 教授

唐福林教授　1968年毕业于中国协和医科大学医学系。1981年入职北京协和医院。1984年赴美国加州Scripps Clinic自身免疫病研究中心学习体液免疫；回国后协助我科建立中国第一个风湿免疫实验室，开展自身抗体检测。1988年成立国内首个"红斑狼疮病友会"，积极开展患者健康教育。1997年任我科第三任科主任，获"卫生部突出贡献中青年专家"称号。1999年获"北京卫生系统先进工作者"称号。2000年担任中华医学会风湿病学分会第五届主任委员及第六届名誉主任委员。2001年获"北京市师德先进个人"称号。2010年获"中华医学会风湿病学分会杰出贡献奖"。2016年获"中央国家机关优秀党员"称号，享受国务院政府特殊津贴。主编二十余部专著；曾任《中华风湿病学杂志》副总编。

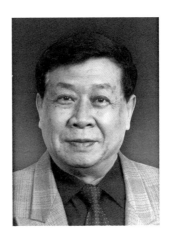

于孟学 教授

　　于孟学教授　1968年毕业于中国协和医科大学医学系，1981年入职北京协和医院。1987年留学日本研修关节镜技术及滑膜细胞的培养，1991年留学澳大利亚研究细胞因子在类风湿关节炎发病中的作用及抗类风湿药物的作用机制，对类风湿关节炎发病机制及治疗方面的深入研究，曾获"卫生部科技进步奖"。作为课题负责人承担国家自然科学基金课题、国家高技术研究发展计划（863计划）等课题，培养了多名硕士及博士研究生。发表医学论著100余篇，翻译了医学名著《康氏现代治疗学》"运动系统"章节，主编《现代风湿性疾病诊疗手册》《风湿科主治医生376问》《风湿科主治医生705问》《风湿科主治医生1053问》，参与编写和编译多篇医学著作，对风湿性疾病的普及发挥了重要的作用。曾任中国医药卫生科技成果鉴定评审专家，《北京医学》杂志常务编委，《中华微生物和免疫学杂志》编委，《中华临床杂志》编委。

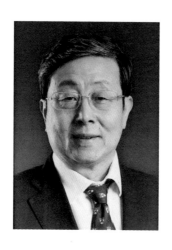

张奉春 教授

张奉春教授　1982年毕业于北京医学院医学系，入职北京协和医院。1987年始从事风湿免疫病的诊断、治疗和研究。1993～1995年在美国俄克拉荷玛大学医学研究基金会免疫关节炎系做博士后研究，主要从事自身免疫病基因和抗原抗体的研究，1998年在美国哥伦比亚大学医学院从事医学生教育和住院医师培训的学习和研究。曾任北京协和医院风湿免疫科主任，内科学系主任，第六届、第七届中华医学会风湿免疫病学分会主任委员，第一届、第二届中国医师协会风湿免疫科医师分会会长，北京医师协会风湿免疫专科医师分会会长、内科医师分会会长。现任全国内科住院医师规培委员会主任委员，中国医疗保健国际交流促进会风湿免疫病学分会主任委员，中国医师协会内科医师分会常务副会长，中国医师培训学院副院长，国家药典委员会委员，中华人民共和国教育部风湿免疫病重点实验室主任，北京协和医学院特聘教授。享受国务院政府特殊津贴。作为负责人先后承担"十一五"及"十二五"项目，多次获得北京协和医院"科研先进个人"称号、"北京市科学技术奖""教育部科技奖""中华科技进步奖""中华医学科技奖和华夏科学技术奖"等。2014年被中国医学科学院授予"突出贡献奖"。2020年获得第四届国之名医——卓越建树奖、第四届"白求恩式好医生"称号、卫生部"全国医药卫生系统先进个人"称号、"首都十大健康卫士"称号，2021年获得"北京市高等学校教学名师奖"。

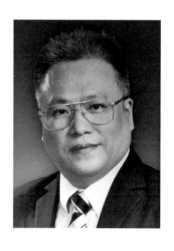

曾小峰 教授

曾小峰教授　1984年毕业于上海第一医学院医学系基础医学专业，之后入职北京协和医院。1995年获Ivy Wu奖学金到香港大学进修免疫病理学。1998年参加卫生部战略合作伙伴计划到加拿大Janssen-Ortho Inc.系统学习GCP并获成绩优秀证书。1999年破格晋升为主任医师。2002～2010年任内科学系副主任，2014年担任风湿免疫科主任，历任中华医学会风湿病学分会主任委员，北京医学会风湿病学分会主任委员，欧洲狼疮大会、多届国际自身免疫病大会顾问委员会委员。现任国家皮肤及免疫疾病临床医学研究中心主任，中国医师协会风湿免疫科医师分会会长，中国康复医学会风湿免疫康复专业委员会主任委员，中国研究型医院学会风湿免疫专业委员会主任委员，亚太风湿病学会联盟（APLAR）副主席，第十三届北京市政协委员，*Rheumatology and Immunology Research*主编。享受国务院政府特殊津贴。作为负责人先后承担"十一五""十二五"及"十三五"项目，现为国家"十三五"重点研发计划项目首席科学家，主持多项国家自然科学基金课题，发表SCI文章200余篇，主编全国高校医学专业研究生国家级教材《风湿免疫内科学》、国家卫计委住院医师规培教材《内科学·风湿免疫科分册》，并主编和主译《风湿免疫性综合征》《风湿免疫学高级教程》《哈里森风湿病学》等多部专著。多次获得"中华医学科技奖""北京市科学技术奖及教育部科学技术进步奖"。荣获"第七届全国优秀科技工作者"称号。曾获"北京医学会突出贡献奖"、2016年度"推动行业前行的力量：十大医学贡献专家"称号、2017年首届"国之名医卓越建树奖"、2018年"改变实践的中国原创研究：十大原创研究领衔者"称号、2019年度百科医典"十大科普影响力专家""见证70年发展致敬医界丰碑：十大原创医学突破奖"。

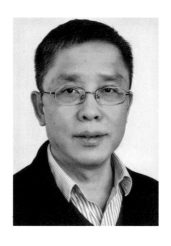

赵岩 教授

赵岩教授　1989年毕业于广州中山医科大学医学系，1992年考入中国协和医科大学风湿免疫科就读博士学位，1996年毕业后赴美加州大学圣地亚哥和洛山矶分校医学院进行免疫学博士后深造。1989年入职北京协和医院内科，2006年晋升为风湿免疫科教授。曾任北京协和医院风湿免疫科副主任。北京协和医院风湿免疫科教授，主任医师，博士生/后导师。现任中华医学会风湿病学分会第十一届主任委员，中国医师协会风湿病学分会副会长，曾任北京医学会风湿病学分会第五届、第六届主任委员，《中华临床免疫和变态反应杂志》副主编，《中华内科杂志》《中华医学杂志》及《中华风湿病学杂志》编委。发表中英文核心期刊论文近200篇。2004～2009年任美国NIH全球干燥综合征国际研究协作组计划（SICCA）中国地区负责人。承担国家级科研项目2项，参与6项。获"中华医学科技奖"、"教育部科技进步奖"及"北京市科技进步奖"等。

业绩成果

教学成果

本学科是首个国家教委风湿病学博士学位授予点、风湿免疫内科博士后流动站、卫生部住院医师培训基地、国家级风湿免疫科专科继续教育基地、国家级风湿药物临床药理基地，并于2019年获得APLAR授予的"风湿病诊疗、科研、培训及教育卓越中心"称号。我科实验室是教育部及中国医学科学院重点实验室。我科自1983年以来共培养了博士后17名，博士生119名，硕士生102名，八年制博士生100人，硕士生5人。现已接收来自全国各地风湿病科进修医师1 200余名，并坚持每年组织形式多样的风湿病学讲习班以及风湿病学学术会议，为全国培养了大量高级风湿病学人才。我科教师及教学项目在院校、北京市及国家级教学类评比中多次获奖，其中张奉春获得2018年"中国医师协会全国住院医师规培优秀专业基地主任"、2019年"中国医学科学院教学优秀名师"和2021年"北京市高等学校教学名师"等称号。申请获批院校及北京市级教学基金近30项，发表教学文章50余篇。

学术成果

抗核抗体谱的建立及其临床应用研究显著提高了结缔组织病的诊治水平，获卫生部及国家科委科学技术进步成果奖。

1984年起与国际风湿病学学会联盟合作开展我国风湿性疾病流行病学调查，明确患病率和疾病特点，获"北京市科学技术进步成果奖"。原发性干燥综合征系列研究获"卫生部及国家科委技术进步成果奖"。

早期类风湿关节炎诊断研究，建立了APF、AKA、抗RA33/RA36抗体，抗Sa抗体和抗CCP抗体的检测方法，荣获"中华医学科技奖三等奖"，已在我国推广应用。

对自体干细胞移植治疗自身免疫病的深入研究，显示对部分重症患者、特别是常规治疗方案疗效欠佳者有效。

1996年起开始甲氨蝶呤联合地塞米松鞘内注射治疗狼疮脑病的临床研究，使死亡率下降30%，获"中国医学科学院医疗成果二等奖""中华医学科技奖三等奖"，已在我国推广应用。

先后承担国家"十一五""十二五"及"十三五"重大科技支撑计划项目，包括中国常见风湿免疫病的临床队列建立及预后研究、精准医学分子分型研究，获国家级、省部级经费5 000余万元。同时承担国家新药平台建设项目——自身免疫性疾病新药临床评价研究技术平台。

建科以来共承担国际合作项目3项，国家级项目80项，省部级科研基金35项，中国医学科学院、北京协和医院科研基金22项及多项其他来源的科研项目。

在SCI及中文核心期刊发表论著1 000余篇，其中张乃峥于1995年在风湿病学国际性重要刊物*The Journal of Rheumatology*首次发表中国原发性干燥综合征的患病率。2010年至今，我科于中文核心期刊发表论著362篇，SCI期刊发表论著336篇，累计影响因子超过1 000分。

我科主编国家级教材及专著、译著40余部，蒋明1995年主编的《风湿病学》，1996年获"中国图书奖"，1997年获"国家科学图书进步二等奖"；曾小峰任副主编的人卫版全国统编教材《内科学》（第9版）获2021年全国优秀教材（高等教育类）一等奖，主编全国高校医学专业研究生国家级教材《风湿免疫内科学》；张乃峥参编*Textbook of Clinical Rheumatology*并撰写干燥综合征部分；董怡2015年与张奉春共同主编《干燥综合征》，是国内第一本全面阐述该疾病的专业书籍。

科室荣誉

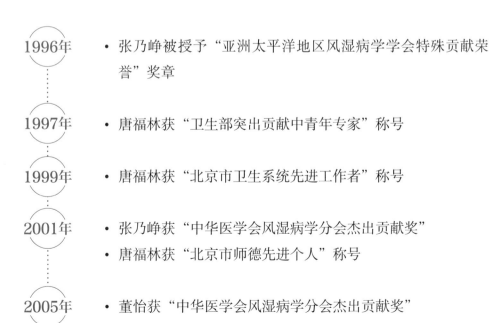

1996年
- 张乃峥被授予"亚洲太平洋地区风湿病学学会特殊贡献荣誉"奖章

1997年
- 唐福林获"卫生部突出贡献中青年专家"称号

1999年
- 唐福林获"北京市卫生系统先进工作者"称号

2001年
- 张乃峥获"中华医学会风湿病学分会杰出贡献奖"
- 唐福林获"北京市师德先进个人"称号

2005年
- 董怡获"中华医学会风湿病学分会杰出贡献奖"

2006年
- 郑文洁当选"北京市科技新星"

2007年
- 张烜获"第十届中国青年科技奖"和"第十届茅以升青年科技奖"
- 王迁获"北京市医德标兵奖"

2009年
- 张奉春当选"首都十大健康卫士",并获"卫生部全国医药卫生系统先进个人"称号
- 李永哲获中国检验医学年度评选"杰出青年学科带头人奖"

2010年
- 唐福林获"2010年中华医学会风湿病学学会杰出贡献奖"
- 曾小峰获"北京医学会工作贡献奖"
- 张烜获得"国家自然科学基金杰出青年基金"

2015年
- 董怡获"亚洲太平洋地区风湿病学学会联盟(APLAR)大师奖"

2016年
- 张烜获教育部"长江学者特聘教授"称号
- 我科党支部获"中央国家机关优秀基层党支部"称号
- 唐福林获"中央国家机关优秀党员"称号
- 曾小峰获第七届"全国优秀科技工作者"荣誉称号
- 曾小峰、赵岩被授予北京医学会"突出贡献奖"
- 李永哲等获"华夏医学科技奖一等奖"
- 曾小峰获"推动行业前行的力量——十大医学贡献专家"称号
- 科室获首届"中国医院科技影响力排行榜"风湿病专业第一名

2017年
- 张奉春获得"华夏医学科技二等奖"

2018年
- 曾小峰获"改变实践的中国原创研究:十大原创研究领衔者"称号

2018年
- 张烜等获"中华医学科技奖一等奖"

2019年
- 我科与变态反应科联合申报，获批成为唯一的"国家皮肤与免疫疾病临床医学研究中心"
- 获APLAR"风湿病诊疗、科研、培训及教育卓越中心"称号
- 曾小峰获"见证70年发展致敬医界丰碑：十大原创医学突破奖"

2021年
- 张奉春获"北京市高等学校教学名师"称号

党建工作

曾学军 第一任党支部书记，1997~1998年

张奉春 第二任党支部书记，1998~2007年

张 烜 第三任党支部书记，2007~2021年

李梦涛 第四任党支部书记，2021年至今

风湿免疫科党支部自建立伊始，一直坚持按照中共中央的高标准严格要求每一位党员，多次获得院校表彰，2016年获"中央国家机关优秀基层党支部"称号，唐福林获"中央国家机关优秀党员"称号。2020年新冠肺炎疫情期间，我科李香风和马晨曦于2月7日奔赴武汉一线抗疫；张奉春、曾小峰、张文多次参与连线武汉的线上疑难病例讨论及临床病理讨论；张奉春、曾小峰、赵岩、张烜、张文、王迁参加我院组织的多学科专家讨论，制订《关于新冠肺炎重症和危重症并发炎症因子风暴患者的治疗建议：激素及托珠单抗治疗试行方案》，为救治COVID-19合并细胞因子风暴的危重症患者合理运用激素和生

物制剂提供参考依据；吴迪、乔琳、周佳鑫、彭琳一等先后积极参与发热门诊、核酸检测门诊、社区核酸检测等一线抗疫工作。科室核心组制定了具有科室特色的患者收治、病房感控、人员管理工作方案，进行精细化管理，明确核心组听班制度。主任助理每日及时总结科室抗疫的工作要点和问题，形成长达4万余字的"备忘录"。全科医生利用远程视频软件坚守三级查房制度。科主任曾小峰、支部书记张烜和科室核心组密切关注全科各条业务线的运行状态，随时到场应对突发事件。在疫情常态化管理的日常工作中，风湿免疫科党支部带领全科的党员和医护人员，扎实地完成了组织布置的各项工作。

全科医学科（普通内科）

历史沿革

内科学系的诸多老前辈始终关注和重视内科基础实践和基础教育的发展。20世纪80年代开始，张乃峥、张之南等老教授就倡议成立普通内科。2001年4月，借助美国纽约中华医学基金会项目"面向21世纪建设中国学术性城市医疗卫生体系"的资助，在院领导支持以及内科学系统一协调下，北京协和医院成立综合内科病房，由大内科直接管理，并制定了内科多学科联合查房制度，作为综合内科病房的专科查房制度。次年，曾学军等被派遣至美国加州大学旧金山分校（UCSF）学习普通内科的学术体系。2004年3月内科学系独立三级学科——普通内科（Division of General Internal Medicine，DGIM）正式组建，成为我国医学高等院校内科学系中首个集医教研于一体的学术性普通内科，时任内科学系主任沈悌教授亲自指导工作，任命曾学军教授为副主任，作为科室负责人。

2014年，普通内科作为主要师资队伍参与了北京协和医学院全科学系的成立。同年，北京协和医院以普通内科、急诊科为基础，举全院之力建立了全科住院医师规范化培训基地，曾学军教授担任学系主任和住院医师培训基地主任。普通内科在院内承担"守门人"角色，在院外面向社区开展分级诊疗工作，坚持与社区卫生服务机构合作探索综合医院在双向转诊和

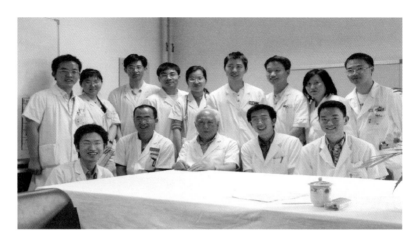

2004年组建北京协和医院内科学系普通内科，张乃峥教授亲自到15楼4普通内科病房和医生团队座谈，关心年轻医生的成长

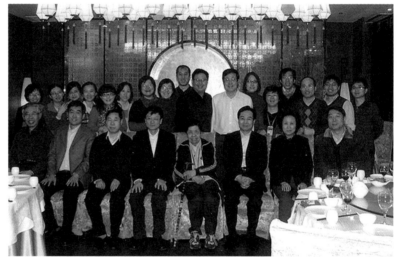

2011年春节，院领导与普通内科医务人员和各兄弟科室组成的专家团队联欢

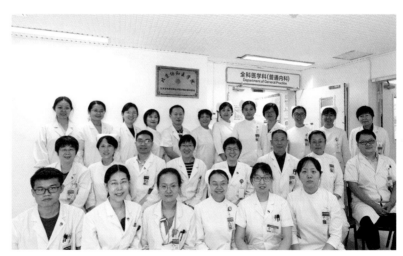

2019年普通内科更名为全科医学科（普通内科）

全科医生培养中的作用。2019年，医院响应国家政策号召，更加规范三甲医院医疗结构，将普通内科更名为全科医学科（普通内科），标志着协和全科医学的医教研管工作进一步实体化。

医疗服务

我科实行以患者为中心的内科疾病综合医疗模式，从建科初始即强调病房和门诊医疗的连续性，为患者提供综合性、连续性医疗服务。我科坚持整体医疗，关注共病，重视健康教育与随访。为住院患者提供门诊随诊服务，为多系统损害的内科疑难病患者提供诊疗平台，为区域内患者提供社区双向转诊服务，为年轻医生、医学生提供病房及门诊带教。十七年来，我科多次获得北京协和"医院医疗成果奖"三等奖，在医院、内科学系和兄弟科室的大力支持下，已逐步成为获得国内广泛认可的内科疑难病诊治平台之一。十七年的临床实践表明，普通

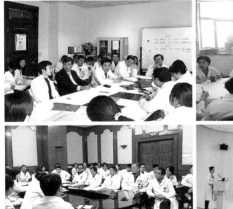
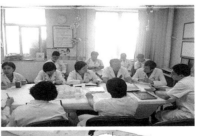
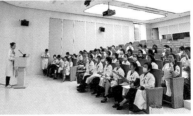

普通内科坚持每周三上午的多学科查房制度
普通内科病房15楼4时期（左上），西单院区中楼5层时期（右上），内科楼4段5时期（左下），2020年疫情期间（右下）

内科的建设和发展有助于最大限度地有效地利用北京协和医院的综合资源（人力、空间等），以人才为中心，充分发挥我院临床和医技科室的整体优势，将准确的临床思维与先进的诊疗技术相结合。我科将继续积极致力于对内科疑难重症进行规范化处理的探讨，为来自全国各地的疑难病患者提供最好的医疗服务。

人才培养

我科重视人员梯队建设，建科初始仅3名医生，现有主任医师2名、副主任医师5名、主治医师5名。科主任曾学军教授现任中华医学会内科学分会副主任委员，曾任中华医学会全科医学分会副主任委员，另有2名副教授在中华医学会全科医学分会担任常委、青年委员会副主任委员。科内11名医生获得内科和全科医学专业的双重注册。年轻医生不断得到锻炼和提升，全员都有海外学习经历，曾获美国医师学会、中华医学会内科学分会及全科医学分会、中国教育协会等多次表彰，并多次在国内外学术会议上发言进行学术交流，获得了国内外本专业人士的广泛认可。护士团队目前共有注册护士14名，主管护师2人，护师10人，护士2人，本科学历92.9%。全体护士充分发挥全科护理理念，关注患者的整体护理，在疑难病及危重症患者的护理方面具有丰富的临床护理经验，尤其对痛风患者的护理形成了特色护理规范，并参与了科室痛风专病门诊患者的管理和随访。

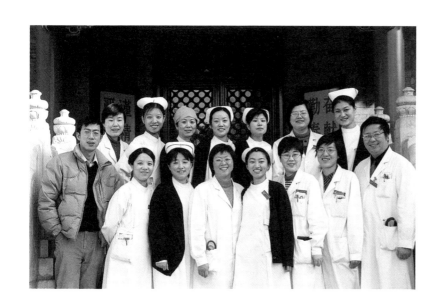

2006年冬，15楼
4普通内科病房
时期的科室医护
人员大合影

2020年度全科
学系总结大会

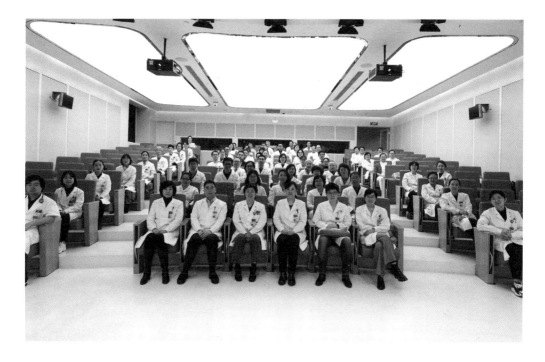

科研创新

　　建科伊始，普通内科前瞻性地以痛风/高尿酸血症作为科室科研方向，开展医生规范诊疗行为的研究。科室设立痛风专病门诊（国内最早的痛风专病门诊）已15年，痛风患者人数众多，医生随访规律，重症/难治性/罕见病因痛风患者比例高，我科曾先后组织或参与多个降尿酸药物的上市前后研究。曾学军教授团队多年从事痛风与高尿酸血症的流行病学和临床资料研究，成立痛风病临床实验室，积极开展关节穿刺及偏振光显微镜镜检技术，2019年我科获批"医院科室新技术项目"。形成一系列关于痛风与高尿酸血症规范化诊疗研究规范、指南、国家标准等，并通过基层的应用和推广以及国际合作，不断扩大国内外影响力；梳理罕见病因痛风患者的科学有效诊疗路径，积累并推广难治性痛风诊疗经验；同时，还积极通过临床样本、细胞系、痛风及高尿酸血症动物模型等进行发病机制研究，并处于国内领先水平。除了开展临床和基础相关研究外，普通内科的科研发展更加关注与公共卫生、医疗质量、社区服务、医学教育等交叉领域的研究。科室先后获得国家级课题3项，省部级课题5项，院校级课题10余项，发表SCI论著30余篇，中文论著200余篇。

精细管理

　　全科医学科（普通内科）始终重视科室制度和文化建设，形成了急诊–普内–重症绿色通道、联合查房制度、多科合作模

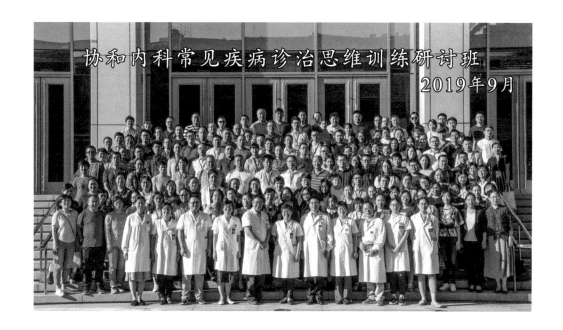

式、分层教学、特色住院医组长制度、特色门诊（痛风门诊、普通内科疑难病门诊、社区双向转诊的全科门诊、医学生教学门诊等）、临床与基础研究并重等科室特色的制度，注重发现问题、提出建议、促进医院系统建设，已经逐步形成了团结向上、认真求实的科室文化，为医疗、教学、科研、管理工作的顺利开展提供了基本保障。

2019年第十二届协和内科常见疾病诊治思维训练研讨班

开放协作

北京协和医院普通内科的筹建和发展构架，建立在医院的长远发展基础上。曾学军教授等科室成员自2002年起，多次前往美国加州大学旧金山分校（UCSF）内科学系及普通内科访学，学习的经历和体会对于科室的建立和发展有着重要的影响。此后17年来，两科不断交流，长期合作。2004年10月，UCSF内科主任Lee Goldman教授访问我院，并开展内科住院医师交换项目，中方由内科学系普通内科负责，此后衍生成为交换住院医师回国后在普通内科担任特色住院医组长展示学习成果的制度。目前，我科与美国内科医师学会（ACP）以及UCSF、美国哈佛大学医学院、澳大利亚墨尔本大学、新加坡大学、香港中文大学等国外10余家著名医学院校在科室建设与管理、临床思维训练、临床教学与科研等方面进行不同程度的合作交流，并与痛风及高尿酸血症领域的国内外多位著名学者有着长期科研合作关系。我院已连续7年派代表团参加ACP年会并与ACP核心团队举行了讨论会。通过对外交流，年轻医师们开拓了视野，拓展了工作思路，促进了科室医、教、研、管水平的全面提高。

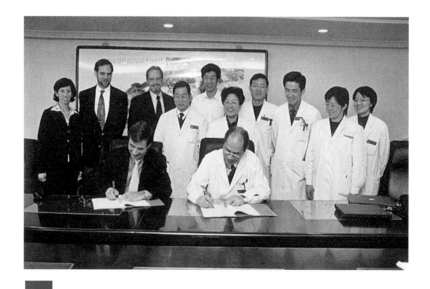

时任内科学系主任沈悌教授（前排右一）与时任UCSF医学院副院长、内科学系主任Lee Goldman教授（前排左一）签约
我院参加签约仪式的领导：时任院党委书记鲁重美教授（后排左六），时任常务副院长李学旺教授（后排左四）、内科副主任严晓伟教授（后排右三）、常务国际合作处王安有处长（后排右四）。参加签约仪式的曾学军教授（后排右二）现任普通内科主任；方卫纲副教授（后排左五）曾任普通内科副主任，具体负责项目实施

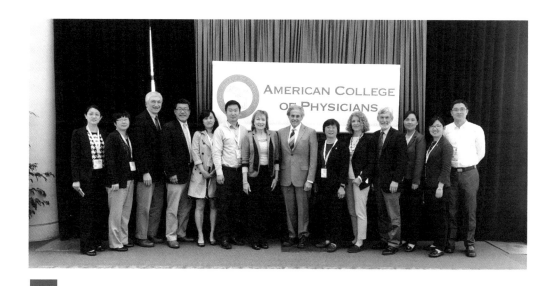

全科医学科代表参加ACP年会合影

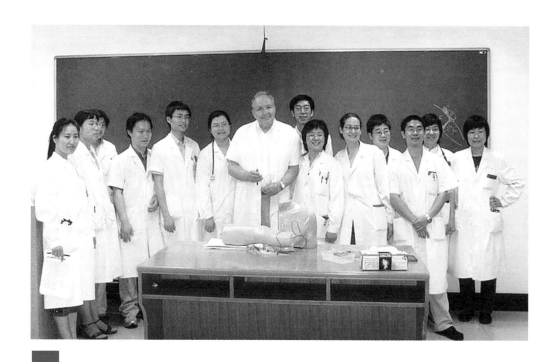

"痛风之父"Schumacher HR教授曾任美国风湿病学会主席，向普内科医生赠送关节穿刺模型，并进行关节穿刺培训

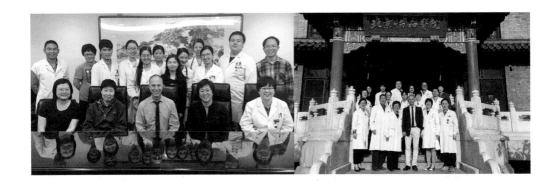

美国加州大学旧金山分校医学中心普通内科主任Mitcell Feldman教授先后8次访问我院，进行讲座、培训、工作交流20余次

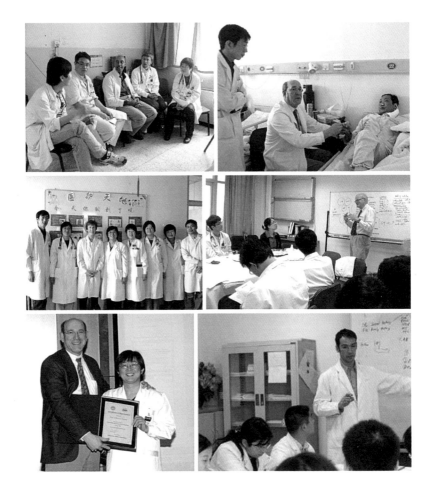

我科医疗团队与国际多家知名医学院建立合作交流

党建文化

　　普通内科在建科之初即成立了党支部，曾学军教授为支部书记，在内科党总支的领导下积极开展党建工作。在新冠肺炎援鄂医疗前线，李源杰主治医师火线入党。目前普通内科党支部共有正式党员13名，预备党员1名，入党积极分子2名。

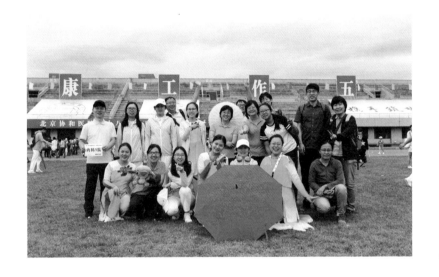

2019年北京协和医院职工运动会普通内科部分医护人员合影

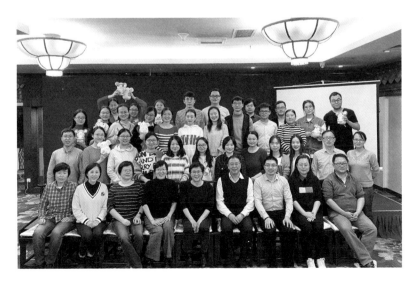

2020年春节前普通内科医护人员大联欢

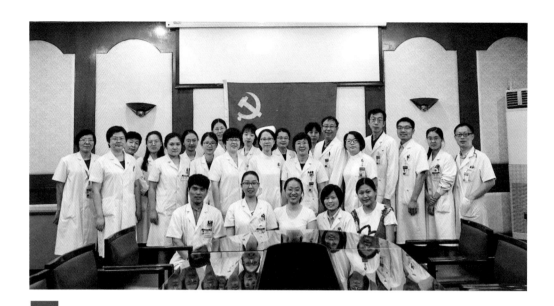

全科医学科（普通内科）党支部扩大会议合影

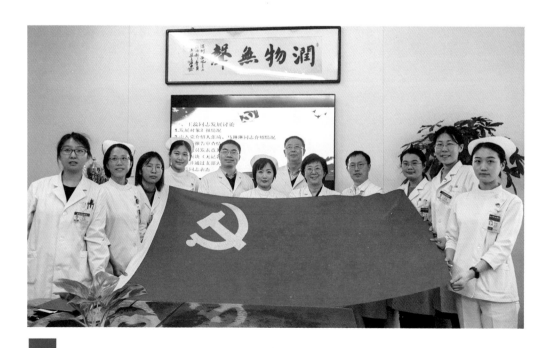

2020年12月全科医学科（普通内科）党支部预备党员发展大会

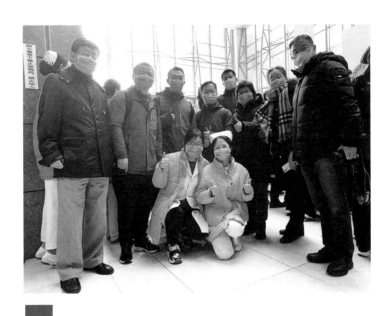

内科学系和普通内科领导为国家援鄂抗疫医疗队队员李源杰医生（第二排左四）送行

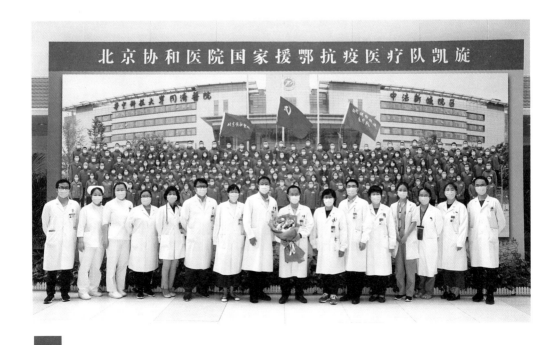

我科人员欢迎北京协和医院国家援鄂抗疫医疗队队员李源杰医生凯旋

教学情况

　　注重教学为我科一大特色。我们已将医学教育的意识和行为渗透在每天的日常工作之中，针对见习医生、实习医生、住院医生和进修医生进行不同层次的教学活动，通过多项国际交换项目与国际接轨，汲取国内外先进理念，发展临床教育。教学成果斐然，曾获"北京市高等教育教学成果奖"二等奖、全国住院医师心中的好老师、北京协和医院教学名师、"全国医学教育和医学教育管理百篇优秀论文"二等奖等诸多表彰，主编教材10余部，已获批北京协和医学院教改课题13项，发表包括4篇SCI论著在内的教学论著20余篇，科内11名医生均曾获得院级以上优秀教师表彰，2020年获批全国首个全科医学专业型博士点。

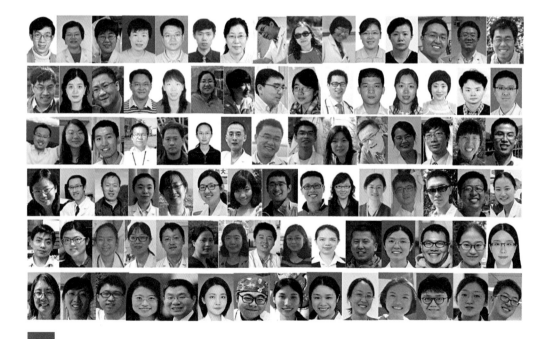

参加UCSF交换项目的部分医生
UCSF交换项目与普内科特色住院医组长制度培养内科高年资住院医近百人，他们现已成为内科各专科的中青年骨干

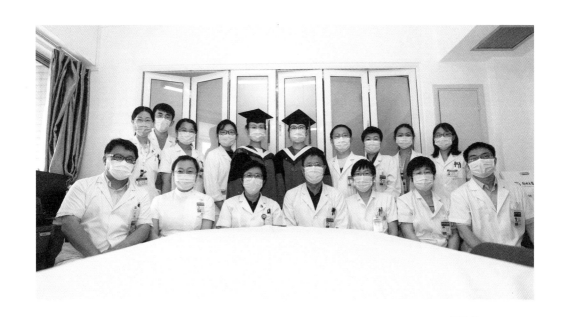

2020年新冠肺炎疫情期间医学生毕业与科室老师合影

结语

　　全科医学科（普通内科）作为医院年轻科室，已逐渐成长为多学科疑难病诊治经验丰富且又极具临床教学特色的成员。2021年9月北京协和医院步入了新的百年征程，而对即将成年的全科医学科（普通内科）而言，也将进入科室加快发展的关键时期。我们将以提高医疗质量为重心，围绕医院发展主题，坚定信心，抓住机遇，扬长补短，勇于挑战，积极抓好学科建设及科室队伍建设，全面提高科室综合实力。

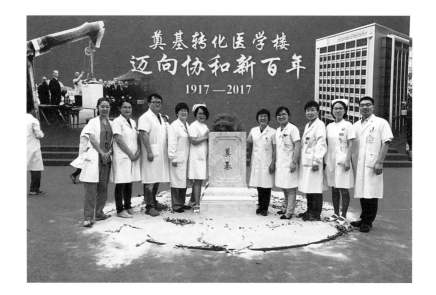

2017年转化医学楼奠基仪式时全科医学科合影

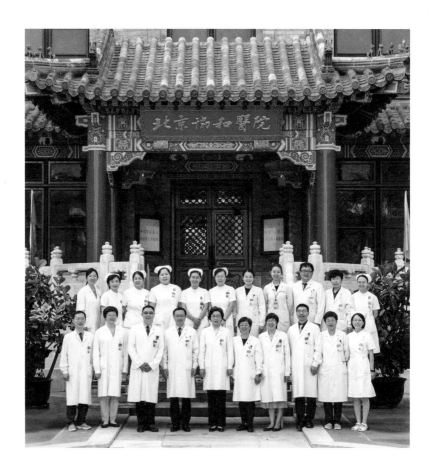

2021年张抒扬院长、吴沛新书记与全科医学科科室医护人员合影

内科 ICU

历史沿革

　　2005年6月15日，为了满足内科各科室对危重症患者综合救治的需要，在院领导和时任内科主任沈悌教授的大力推动下，内科ICU在原呼吸/消化监护室的基础上拔地而起。时过境迁，在历任主任杜斌副院长、翁利主任的领导下，内科ICU已经步入了发展的快速轨道。

　　作为院内年轻的科室，内科ICU的学科建设从蹒跚学步到奋发图强，始终离不开医院的支持和内科学系的帮助。在前进道路上，内科ICU将始终坚持"以人民为中心，一切为了患者"的理念，在六大体系建设实践中，矢志不移地克服困难，砥砺前行。

科室设置

　　内科ICU目前具有东西院2个病房共计21张床位，我科医师共9人，其中高级职称4人，中级职称3人，博士后2人；护理人员30余人，高级职称1人。

　　内科ICU克服了人员短缺的困难，在医院和内科学系的大力支持下，从最初的2张监护床，逐渐扩展到了东院15张床位、西院6张床位的规模。时任内科ICU主任的杜斌副院长始终强调严抓医疗质量，夯实病理生理学基础，广泛学习本专科和内科兄弟科室的前沿技术，在科室床位数上升的同时，在切实熟悉病理生理学原理，不迷信数据的基础上，积极将新技术投入临床实践之中，从脉搏波型轮廓分析技术（Pulse Contour Cardiac Output，PiCCO）到肺动脉漂浮导管，从枸橼酸体外抗凝到体外膜肺氧合支持（Extracorporeal Membranous Oxygenation，ECMO），高新技术的临床应用，不是炫技，不是猎奇，而是真正为患者服务，为人民服务。内科ICU作为内科大家庭的后起之秀，为危重疑难罕见病患者的诊断治疗提供了最坚定的保障和最强大的后盾。目前，内科ICU年收治患者600余人，平均APACHE Ⅱ评分超过20分，是内科危重症患者收治的最后一座堡垒。

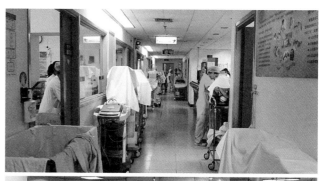

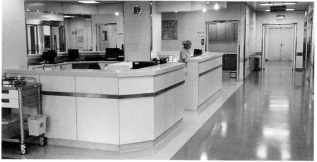

内科ICU早期小而有序的3段3病房和目前宽敞的4段3病房

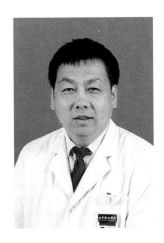

杜斌　教授

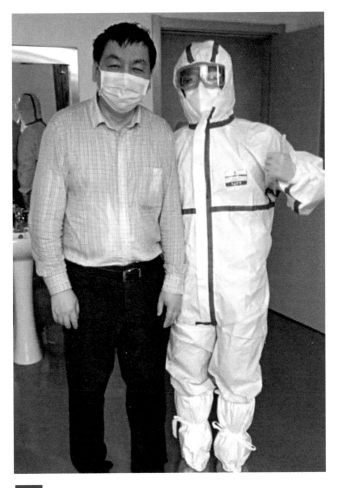

脱下防护服的杜斌教授汗湿重襟

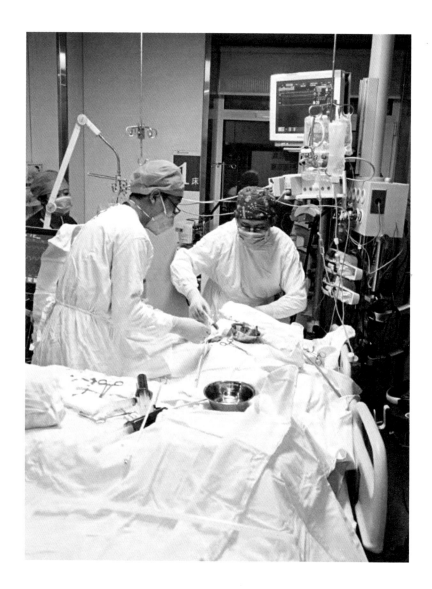

王春耀主治医师
在进行ECMO
操作

学科带头人

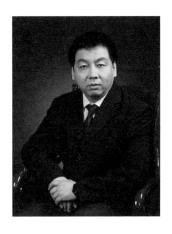

杜斌　教授

　　杜斌教授　内科ICU首任科主任，目前担任中国医学科学院北京协和医院副院长。在繁忙的临床工作之余，杜斌教授曾先后担任亚太危重症医学协会（APACCM）主席、世界危重病医学联盟（WFSICCM）理事、中国病理生理学会危重病医学专业委员会主任委员，目前担任急危重症F1000联盟（F1000 Prime Ethics & Organization in Critical Care & Emergency Medicine）部门主席（Head of Section）、中国医师协会理事以及中国医师协会重症医学医师分会会长。

　　在近30年的从医生涯中，杜斌教授始终踔厉奋发，笃行不怠，先后获得全国卫生系统青年岗位能手、全国防止非典型肺炎先进科技工作者、"大医精诚"先进个人、全国抗震救灾英雄模范等荣誉，在2015年获"国家卫计委突出贡献中青年专家"称号，2018年开始享受国务院政府特殊津贴，2020年获"国之名医"–卓越建树奖、中国医师奖以及全国创新争先个人奖章。

　　在新冠肺炎疫情中，杜斌教授临危受命，担任国家疫情专家组成员，第一时间抵达武汉，投身于危重症患者的临床救治工作，事无巨细，身体力行，冲锋在前；期间还参与多场新闻发布会和国际交流论坛，向世界介绍中国的经验。武汉疫情平稳后，杜斌教授继续应国家卫健委和北京市卫健委指派，先后转战多地，积极抗疫，会诊的身影遍布全国。全国抗击新冠肺炎疫情先进个人奖是对杜斌教授在新冠肺炎疫情中突出贡献的最佳褒奖。

业绩成果

立足内科，我道不孤　作为北京协和医院的重要平台科室，内科ICU始终坚持勇挑重担、通力合作的基本原则，从最初的内科支持平台逐渐发展成为如今的综合支持平台。在近期的急诊患者分流工作中，内科ICU分流患者数目在全院平台科室中名列前茅。

大道不孤，德必有邻，作为内科学系不可缺少的一份子，内科ICU相信在内科大家庭的悉心关照下，在内科兄弟科室的鼎立帮助下，将成为有思辨、有鉴别、有创新、有内科特色的重症平台。

教学相长，薪火相传　对于内部管理，内科ICU担负了规培医师的危重症培训工作，科室多名医生曾获得校级优秀教师、院级优秀教师、内科优秀病历导师、优秀见习带教老师、优秀诊断学带教老师等荣誉；对于外部交流，内科ICU多名医师具有香港中文大学认证的BASIC（Basic Assessment and Support of Intensive Care）培训导师资质；累计招收600余名进修医师实地学习；与兄弟单位合作，每年开展4次BASIC；培养100余名BASIC学员，至今已坚持超过10年，为全国危重症医师的临床水平提高贡献了巨大的力量。胡小芸主治医师目前还担任中国医师协会重症医师分会住院医师培训和专科医师培训副总干事兼秘书，协助现任重症医师分会会长杜斌副院长，为国家层面的重症医学学科后备人才培养和后备梯队建设，发挥着重要的作用。

临床为本，知行合一　科研创新方面，内科ICU始终秉承临床是医生之根本，科研工作应切实为人民健康提供裨益。在杜斌副院长的带领下，科室曾获得医院科研先进集体二等奖，目前承担国家级课题1项（支持金额1 000万），另有多项院校级课题，体现了小而精的科研理念。近年来，随着转化医学楼的建成和疑难罕见危重症国家重点实验室的建成，内科ICU逐渐认识到转化的重要性，目前杜斌副院长牵头参加一项国家重点研发项目，已逐渐进入动物实验验证阶段。

学术影响方面，杜斌副院长目前担任中国医师协会重症医师分会会长，翁利主任担任中国医师协和重症医学分会青年委员会副主委。而新入科的董润主治医师获得"2019年中国危重病学大会优秀论著一等奖"，在全国大会上发出了清脆的雏凤清啼，体现了科室的持续发展和不断进取。

纲举目张，防微杜渐　精细管理方面，内科ICU的管理体系有助于科室成功度过了的起步期和早期发展阶段，目前科室核心组人员有序分工，在医教研管四方面均有专人负责，其

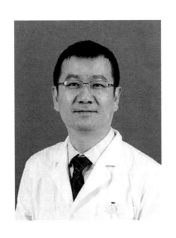

翁利　主任

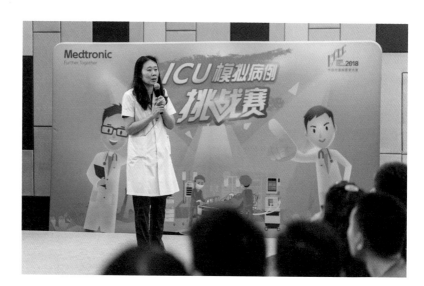

胡小芸主治医师主持青年医师ICU模拟病例挑战赛

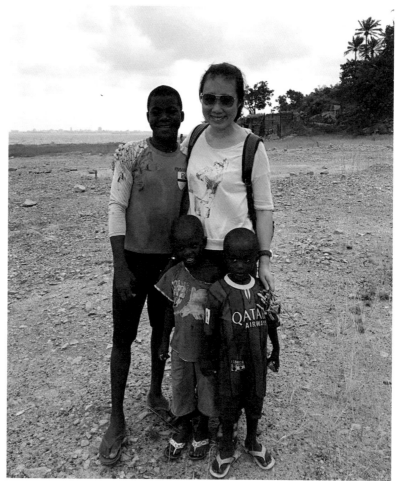

胡小芸主治医师在非洲援助埃博拉救治期间与当地儿童合影

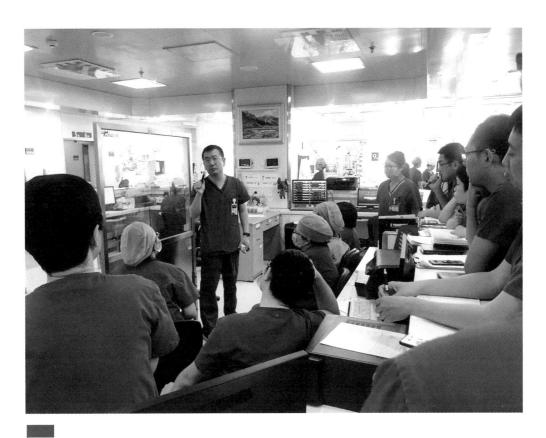

翁利主任为一线医师讲解ECMO

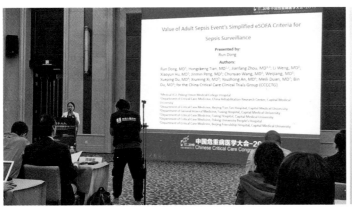
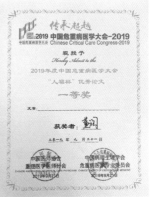

董润主治医师在中国危重病学大会上斩获一等奖

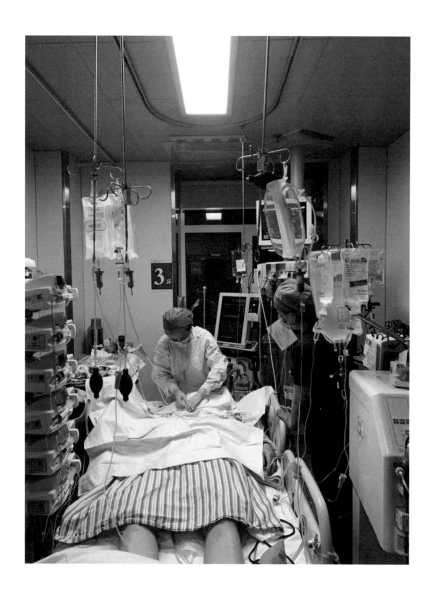

董润主治医师
在床旁进行中
心静脉置管操作

中院感医师江伟曾获院级"感控优秀个人"。翁利主任获得院
级"优秀中层干部"荣誉。随着科室人员职称结构的变更，进
入2021年后，内科ICU也在悄然进行着临床工作和管理工作的
结构改变，在充分发挥高级职称员工的引领作用和带头作用同
时，增加中初级职称员工的实际锻炼机会，结合个人意愿和科
室发展需要，提供临床技能、科研设计、管理实践的培训平
台，支持青年骨干参与医院相关管理工作和管理规范的制定，

保证科室人员构成持续呈"金字塔"状提升、推进医教研管多维并举、系统发展。

目前，江伟主治医师当选为我院教育委员会委员，已成为医院未来发展智库的成员之一，内科ICU逐渐在医院层面的管理体系中崭露头角。

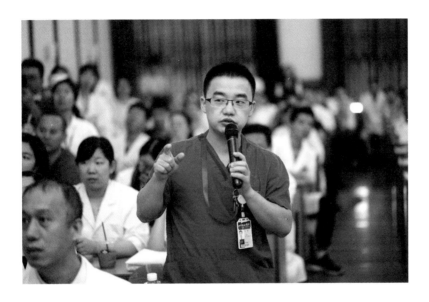

江伟主治医师在内科图霸争锋——青年医师读图大赛上犀利点评

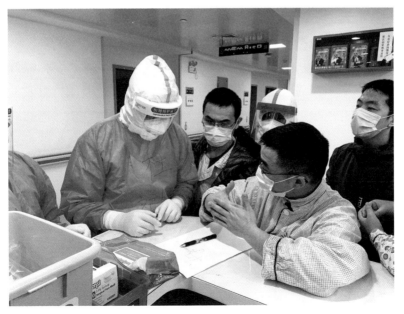

在武汉，即将进入污染区的杜斌副院长和刚离开污染区的江伟主治医师讨论病情

身在协和，心怀天下 内科ICU依托于协和内科的深厚底蕴和疑难罕见危重病国家重点实验室高水平技术，积极探索医工结合，在人工智能、大数据处理、重大危重症救治等方面进行了医学转化研究和多中心合作，翁利主任参与制定了北京市地方行业标准：重症医学数据集的编写，杜斌副院长则参与了多部包括SSC在内的新冠肺炎国际指南的制定与推行工作。

人在杏林，心怀天下。内科ICU的医护人员，更以天下为己任，积极投身各种国内外援助医疗工作。胡小芸主治医师曾在埃博拉病毒肆虐时期远赴非洲，指导非洲兄弟抗击第四级病毒。孟彦苓护士长则在雪域高原带领当地医护同仁，为具有民族饮食习惯的藏胞设计了院区内可以自助烹饪的灶台，更在新冠肺炎肆虐之际，与当地院感同仁一起，筑成了防御新冠肺炎疫情冲击世界屋脊的钢铁长城。疫情肆虐期间，内科ICU更是举全科之力，以时任内科ICU主任杜斌副院长、夏莹护士长为首的科室内一半医生和三分之一护士分批白衣执甲，逆行入楚，抗疫援鄂，为武汉抗疫的胜利战斗到最后一刻。凭借在新冠疫情中的优异表现，内科ICU获得"2020年度北京协和医院抗疫特殊贡献集体"称号。

武汉疫情控制之后，杜斌副院长先后辗转于湖北武汉、黑龙江、北京、新疆维吾尔自治区、云南、山东多地，默默践行着一名中国重症医生的职责，哪里有疫情，哪里有危重患者，哪里就有杜斌副院长的身影。进入2021年，随着疫情在局部地区复燃，杜斌副院长再次厉兵秣马，出京支援。

正如杜斌副院长在全国抗击新冠疫情事迹报告会所说："作为一个ICU的医生，我们只有站在这些病情危重患者的床旁才能发挥我们真正的作用，才能帮助这些病人转危为安。"

内科ICU的医护人员，正在身体力行。

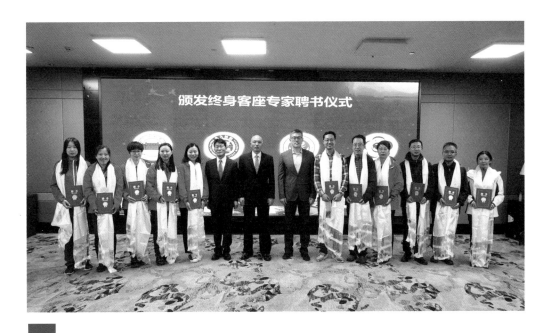

孟彦苓护士长受聘西藏自治区人民医院终身客座专家（右四为孟彦苓护士长）

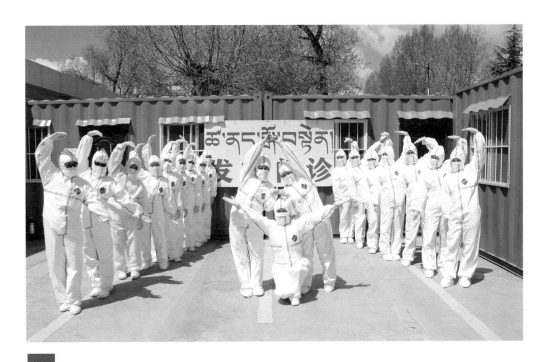

孟彦苓护士长和西藏同仁在新建成的发热门诊前合影

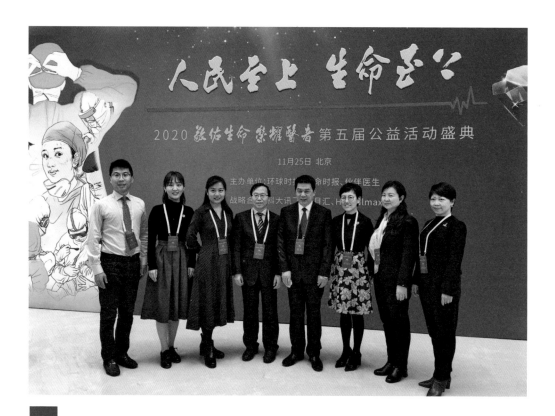

夏莹护士长（右三）荣获2020年度"敬畏生命，荣耀医者"战疫先锋奖，在活动盛典现场合影

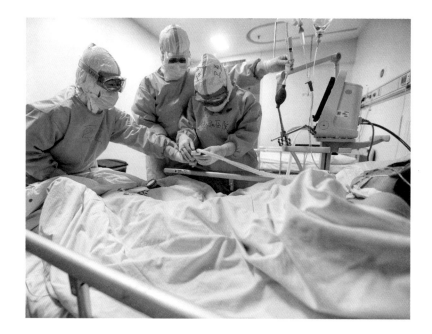

夏莹护士长指导青年护士操作

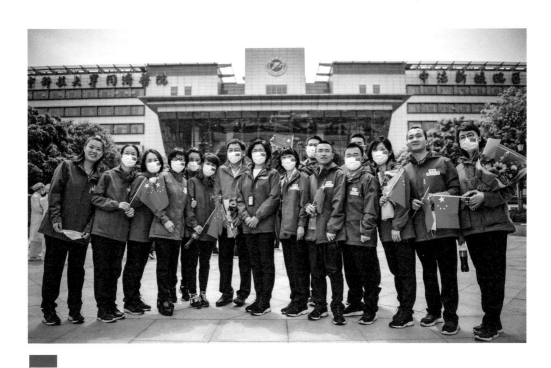

内科ICU援鄂医疗队与张抒扬院长合影
左起：李婧、马慧、张冉、夏莹、杨洋、唐晔、杜斌（时任内科ICU主任）、张抒扬（时任党委书记）、张慧、王春耀、宫佳成、江伟、刘一夫、犀砚君、李奇、杨燕丽

党建文化

　　民心向党，大道可成。内科ICU在2018年4月10日成立了党支部，彭劲民同志为首任书记。在书记的领导下，内科ICU建立健全了基层党组织，提高了科室的核心凝聚力和即时战斗力。彭劲民书记以对党的无比忠诚和对工作的高度热忱，多次参加包括建国70周年庆典等重大活动的保健任务，多次收到嘉奖。

　　在援鄂抗疫战役中，内科ICU的医护人员在科室党支部江伟生活委员、夏莹组织委员的带领下，克服了重重困难，夏莹

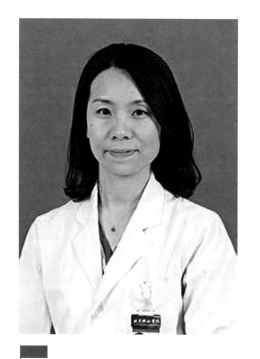

彭劲民 书记

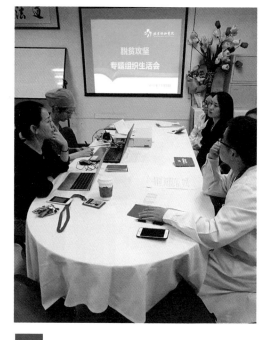

彭劲民书记带领党员及积极分子学习党课

同志还荣膺四部委联合授予的"一线医务人员抗疫巾帼英雄"称号。在先进典型的感召下，2名青年医护人员在武汉火线入党，成为了光荣的共产党员。

在圆满完成援鄂抗疫任务之后，内科ICU党支部在充分总结抗疫精神的基础上，对科室人员加强统战工作，提高科室人员对党的认识和理解，引导多名医护人员先后递交入党申请书，这与内科党总支的龙头引领、内科ICU党支部的亲躬实践密不可分。

展望

百年协和，以民为本，千古良医，兼济天下。内科ICU也将进入十六岁的花季。我们期望在协和百年的阳光拂煦下，内科ICU能在六大体系建设中绽放出璀璨夺目的花朵，为协和百年庆典增添一抹亮色，投入一缕芬芳。

寸草有初衷，愿报三春之晖；
大内存监护，不负百载之名。

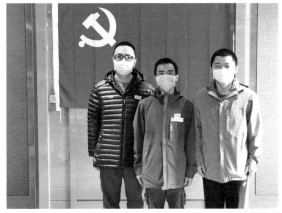

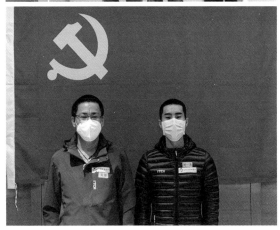

火线入党的内
科ICU年轻一代

肿瘤内科

历史沿革

　　2001年，陈书长教授为首的内科团队受医院委派在北京协和医院老楼15楼3层建立肿瘤化疗病房，开设化疗门诊。2002年在协和医院西院（后简称西院）南楼3层设立一病房，设床位38张，协和医院东院（后简称东院）老楼6楼2层设立二病房，设床位14张。2006年正式更名为肿瘤内科，医生增至12名。2007年建立肿瘤内科实验室，与中国医学科学院基础医学研究所、北京协和医院中心实验室开始联合进行肿瘤基础研究工作。2008年原东院老楼6楼2层二病房搬至西院南楼1层，设床位20张，科室总床位数增至58张，同时在东院开设日间化疗病房。2012年随着东院新门诊楼启用，化疗门诊及日间化疗病房搬入新门诊大楼。2018年11月肿瘤/血液病房搬迁至西院南楼6层。目前病房有床位55张、日间化疗病房床位6张和门诊化疗椅20张；年门诊量32 000人次，住院患者5 000人次以上。

　　科室现有医生17名，其中教授1名、副教授6名、主治医师10名；有护士25人，主管护师8人，医护团队形成了均衡发展的人才梯队。科室首任主任为陈书长教授，现任主任为白春梅教授，护士长为郑莹和宋华。在科室主任的领导下，科室多名核心组人员有序分工、各负其责，在医教研管各方面均有专人负责，科室管理日趋科学高效；全科同事也同心协力，在医教研等方面取得了长足的发展。

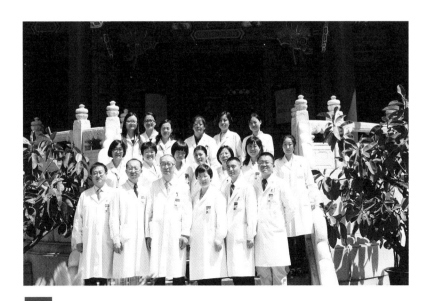

2017年北京协和医院肿瘤内科全体医生合影

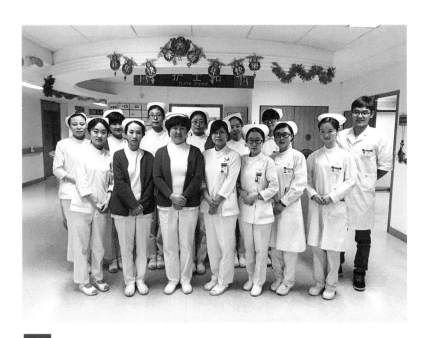

肿瘤内科一病房护士合影

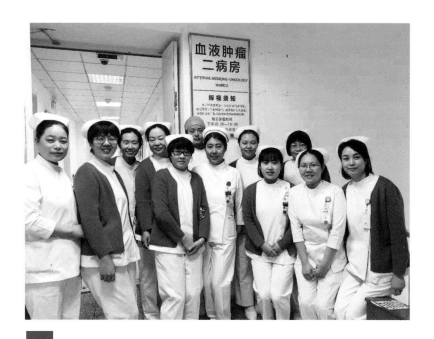

血液肿瘤二病房护士合影

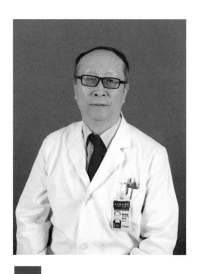

陈书长 教授
肿瘤内科第一任主任

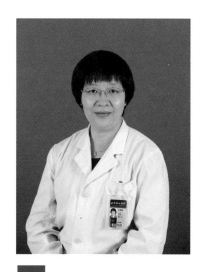

白春梅 教授
肿瘤内科现任主任

医疗工作

肿瘤内科分为八个亚专业组，致力于各种实体肿瘤的诊断和综合治疗，开展化疗、热灌注化疗、分子靶向治疗和免疫治疗等内科抗癌疗法。北京协和医院肿瘤内科是在国内首倡"规范化多学科综合治疗"理念的肿瘤科室之一，临床实践中遵循"个体化治疗""多学科协作""精准抗癌"等先进治疗理念。组织并参与了院内胰腺肿瘤、结直肠肿瘤、食管–胃肿瘤、胸部肿瘤、脑肿瘤、头颈部肿瘤、泌尿系统肿瘤及罕见病等多学科诊疗团队（MDT），针对性地制定科学、合理、规范的最佳治疗方案，促进不同学科间的交流和了解，提高整体治疗水平，并大大缩短了患者治疗等待时间，显著减少了治疗费用。肿瘤内科凭借北京协和医院的综合优势，在罕见肿瘤、老年肿瘤、有合并症的肿瘤等复杂疑难病例诊治上积累了独到的经验，并将之编辑成书出版。科室护理团队为提高肿瘤患者的治疗及护理质量，建立了贯穿"入院–住院–出院"全过程的"全人"护理模式，为肿瘤患者提供疼痛、管路维护等延伸性护理服务，运用先进的多媒体方式为患者普及肿瘤知识，并将缓和医疗及安宁疗护的先进理念融于疾病的始终，为患者及家属进行身、心、社、灵的全方位照护。2013年肿瘤内科成为卫计委临床重点专科建设项目科室。2018年起连续3年进入复旦大学医院管理研究所《中国医院排行榜》肿瘤专科前十名。

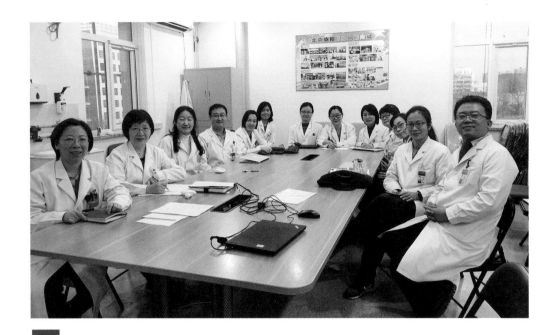

肿瘤内科每周专
业组查房

专业组查房后巡
视患者

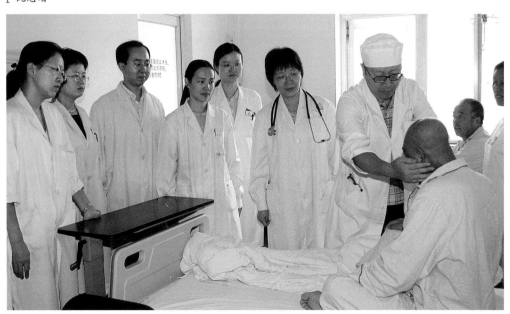

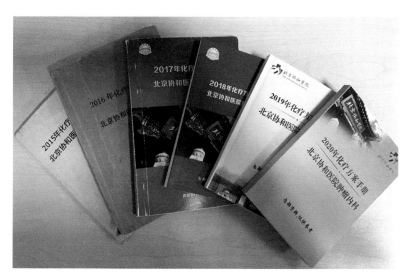

肿瘤内科历年
化疗方案手册

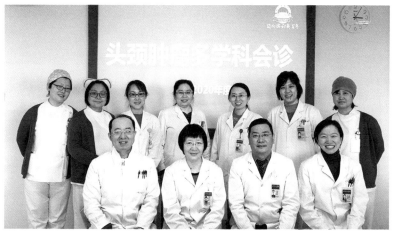

肿瘤内科参与
院内头颈肿瘤
多学科会诊

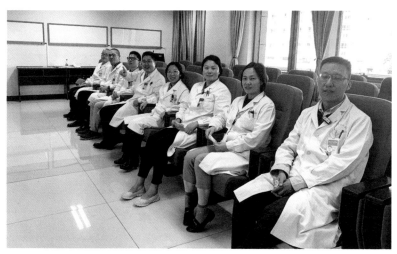

肿瘤内科参加
院内结直肠癌
多学科讨论

教学工作

　　肿瘤内科一直承担北京协和医学院本科生与研究生教学，现有博士生导师1人，硕士生导师3人，年培养统招研究生7～8人，在职研究生1～2人，八年制博士生6～8人。积极参与医院临床博士后项目，力求培养具有国际视野的临床肿瘤精英人才，目前有2名博士后正在培养中。常年开展进修医师培训教育，每年招收进修医生2～4名，每年举办国家级继续教育学习班2次，将协和肿瘤内科的宝贵经验传授给国内同行。护理团队中14人获中华护理学会、北京护理学会的肿瘤、安宁专科护士资质认证，专科护士比例高达50%以上。多次外派护理骨干赴境内外知名医院进修学习。2015年科室病房被评为"癌痛规范化诊疗质控护理示范单位"，承担着全国和北京市癌症疼痛护理课程培训任务。作为中华和北京护理学会的肿瘤及安宁专科教学基地，科室承接来自全国各医院骨干护士的培训工作，造血式培养了大批肿瘤及安宁专科护理人才，取得了优异的成绩和社会声誉。

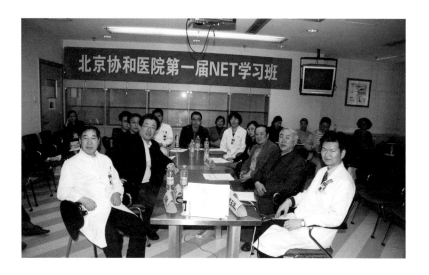

北京协和医院第一届NET（神经内分泌肿瘤）学习班合影

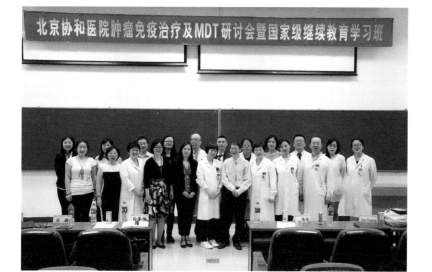

2017年北京协和医院肿瘤免疫治疗及MDT研讨会暨国家级继续教育学习班

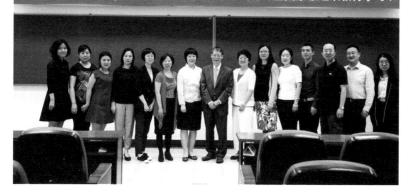

2018年肿瘤患者疑难复杂合并症和并发症的治疗策略研讨会暨国家级继续教育学习班

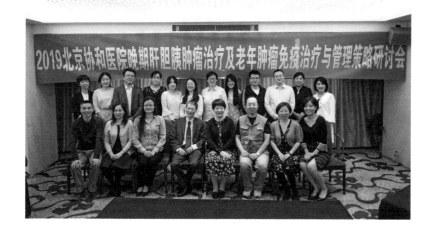

2019年北京协和医院晚期肝胆胰肿瘤治疗及老年肿瘤免疫治疗与管理策略研讨会

科研工作

　　科室对科研十分重视，共有2名助理研究员，科室定期召开全科医生和研究生科研例会。现有1个肿瘤基础研究实验室，与医科院国家分子生物学重点实验室合作开展细胞生物学、分子生物学及肿瘤免疫学等研究。目前是"国家级肿瘤药物临床试验基地"，年均开展20余项 I ~ IV 期肿瘤药物临床试验。承担或参与完成了"十一五""863"和国家自然科学基金等多项国家和部委研究课题。

学术交流

　　科内学术氛围浓厚，紧跟国际肿瘤治疗领域最新进展，并及时将其应用于临床，造福患者。自建科以来，坚持每周一进行新入院病例和疑难病例全科讨论会，每周三开展全科业务学习，新冠肺炎疫情期间也未中断。科室人才济济，绝大部分医生有海外留学或进修经历，科室与美欧日等世界一流肿瘤研究机构建立了学术联系，每年邀请国际知名学者来院交流，通过学术观点的互相碰撞而开拓思路，同时不断提高科室知名度。

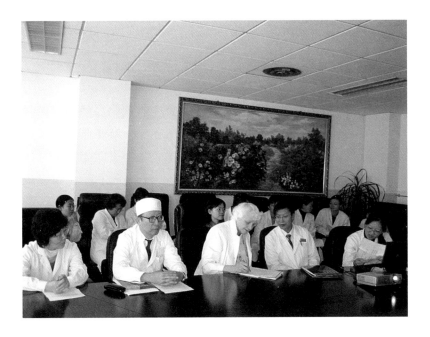

肿瘤内科医生
与国外专家学
术交流

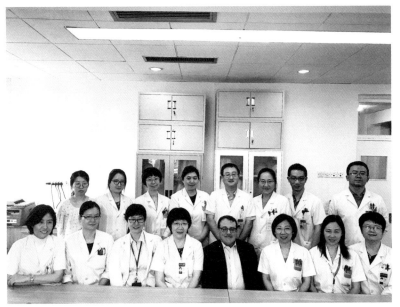

肿瘤内科医生与
美国肿瘤专家进
行多学科交流

患者服务

肿瘤内科十分重视患者服务，采取多种措施提高患者满意度。科里为病房主管医生配备工作手机，用于和出院后患者联系沟通，及时处理各种紧急和突发情况，给患者带来极大的便利。2017年5月起开通科室微信公众号，不定期向新老患者推送患教服务和防癌科普等内容，迄今已发表推文上百篇，深受患者和家属欢迎。除此之外，病房于2013年引入志愿者服务团队，定期为住院患者组织香薰芳疗、手工制作等丰富多彩的活动，有效改善了患者情绪，受到患者们热烈欢迎；针对癌症终末期患者和家属巨大的身心压力，科室与院内缓和医疗小组合作，及时为这类患者及家属提供专业而高效的缓和医疗会诊服务；并因此荣获卫健委主办的"第二届全国卫生健康行业青年志愿服务项目大赛"金奖，第五届"敬佑生命·荣耀医者"活动"金牌团队"。

党建文化

2016年8月肿瘤/血液党支部成立，2018年4月划归西院党总支管理，支部现有正式党员20名，预备党员1名。在支部书记的带领下，不断吸收新党员加入，建立健全了基层党组织，传承"协和基因"，坚守医者仁心，提高了科室的凝聚力和战斗力。支部每年举办科室"医患春节联欢会"，为新老患者传递关爱，深受大家欢迎和喜爱。在举世瞩目的武汉抗疫战斗中，郑莹护士长和张飒护士2名党员参加了北京协和医院援鄂

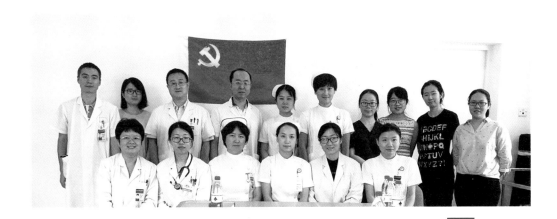

肿瘤血液党支部
党员合影

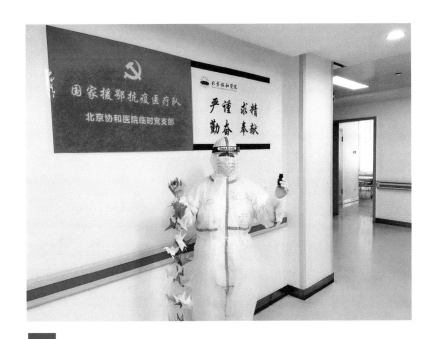

郑莹护士长在国家援鄂医疗队北京协和医院临时党支部

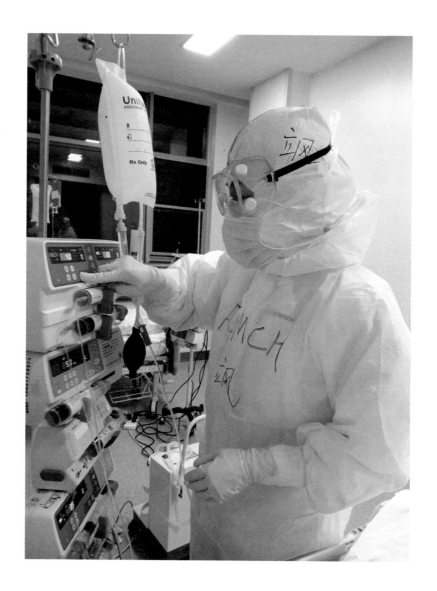

张飒护士在武汉
同济医院中法新
城院区ICU病房

医疗队，在病情最重的华中科技大学同济医院中法新城院区
ICU病房奋战将近3个月时间。而留守医院的多名党员则积极
支援发热门诊和社区核酸筛检工作，为疫情防控做出了扎实的
贡献。

　　协和肿瘤内科将一直秉承"严谨、求精、勤奋、奉献"的
协和精神，开拓创新，锐意进取，为推动肿瘤医学进步事业贡
献心力，为肿瘤病人提供优质高效的医疗服务！

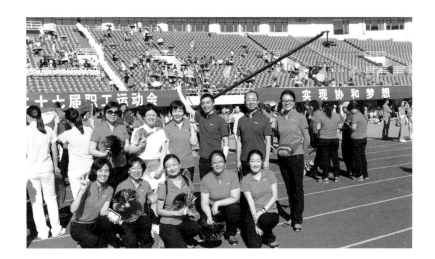

2016年医院职
工运动会

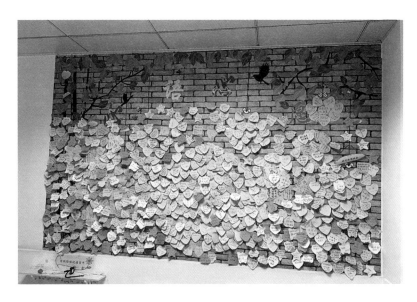

肿瘤病房患者
"心语心愿"墙

老年医学科

历史沿革

　　2005年底，北京协和医院与美国约翰·霍普金斯大学医学院（Johns Hopkins Medical Institute）开始筹备老年医学的合作项目，旨在由霍普金斯医学院帮助协和医院成立老年医学科。2006年，项目获得美国中华医学会（China Medical Board，CMB）基金的支持，正式启动。

　　2007年5月11日，在北京协和医院西院干部病房的基础上，成立了协和医院老年医学示范病房。

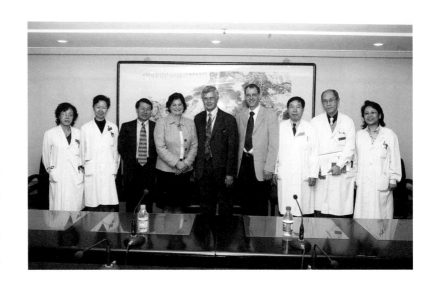

美国约翰·霍普金斯医学院内科学系及老年医学与老年学系访问北京协和医院
左三为美方冷晓教授，右二为中方沈悌教授

　　2010年8月，刘晓红教授任老年病房主任，老年医学专业正式成为内科下属的一个独立的专业组。2016年1月，在医院内正式更名为老年医学科。

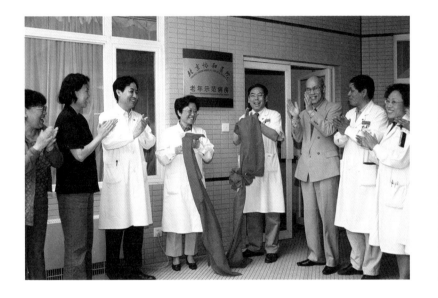

老年示范病房成立时，院领导剪彩仪式
左起：杨玉雯副书记、于晓初副院长、赵玉沛副院长、鲁重美书记、刘谦院长、沈悌主任、方文均副书记、田新平教授

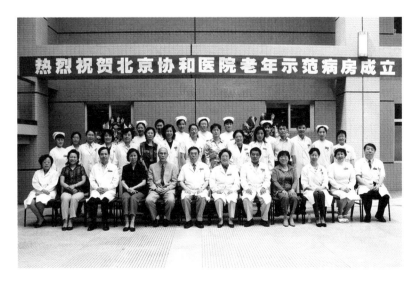

老年示范病房成立时，院领导与科室医护人员合影

科室设置

在国内率先将以人为中心、全人管理的现代老年医学理念用于临床工作，在医院内组建了以老年医学科医护人员为主，包括药师、营养医师、康复医师、心理学医师，以及社会工作者、志愿者及基层老年医护工作者的跨学科团队，每周1次跨学科查房。率先在临床工作中开展并推广老年综合评估（comprehensive geriatric assessment，CGA）。在临床工作中重视老年人的特殊问题，重视老年患者的衰弱、肌少症、认知障碍、情感障碍、营养不良、慢性疼痛、谵妄、便秘、尿失禁等老年综合征，关注严重疾患和生命末期患者照护，率先开展老年安宁缓和医疗，推进老年医学的个体化整合医护照料，降低无效医疗和医源性伤害，获得较好效果，并在国内推广。开设了老年门诊和特需跨学科老年综合门诊。2014年8月后开设衰弱、肌少症、记忆问题、安宁缓和医疗、老年综合评估、术前评估和尿失禁等特色门诊，年门诊量达3万。开展了院内会诊（多重药物重整、复杂共病、老年综合征、围手术期管理、安宁缓和医疗）、在健康医学部开设了老年人查体与预防单元。2013年制定符合ISO9000的《老年医学科工作手册》，定期修订，目标是维护老年患者的功能状态和提高患者及其家人的生活质量。完善适合不同场所的针对性的标准化CGA，并构建网络评估平台，供广大老年医务工作者使用。与社工合作，制定了转诊医疗规范，医患共同决策流程。迄今，基本建立和完善了老年医学在医院内的各种工作模式。

在医院外，采取跨专业团队合作。与生前预嘱推广协会、生命关怀协会等组织合作，派遣多名医师赴英国圣·克里斯托弗安宁疗护医院、台湾地区的台大医院、马偕安宁疗护病房和宁养机构学习，进一步丰富了老年安宁缓和医疗理念和实践经验。

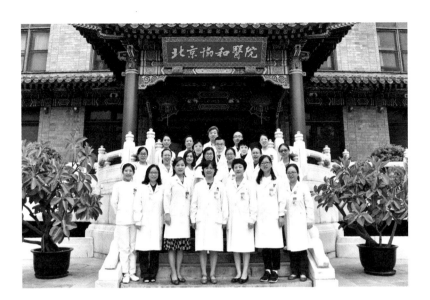

2018年部分老年
医学科跨学科
团队成员合影

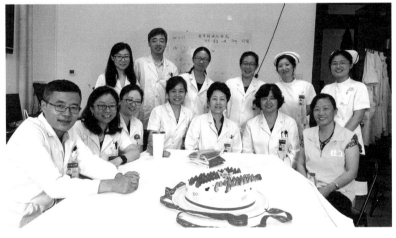

2018年医师节老
年跨学科团队
部分成员合影

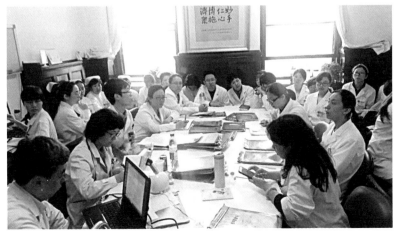

老年医学跨学
科团队查房

与福建省立医院、深圳第二人民医院共建、强强联合，与泰康之家等中长期照护机构、青松上门照护机构、多家医联体、社区医疗和初级保健机构等合作，采用远程团队会诊、线上咨询和诊疗等方式，探索适合中国国情的连续性医疗模式。

学科带头人

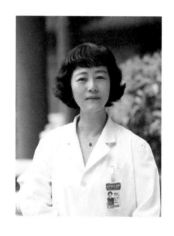

刘晓红
主任医师

- 中国医师协会老年医学科医师分会副会长
- 中华医学会老年医学分会常委，老年营养不良与肌少症学组组长
- 中国老年保健医学研究会缓和医疗分会主任委员
- 北京医师协会老年医学专科医师分会会长
- 北京医学会老年医学分会副主任委员，缓和医疗学组组长
- 2016年获中国医师协会"人文医生"荣誉称号

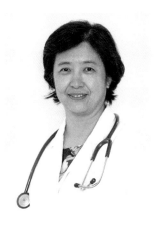

孙晓红
主任医师

- 北京协和医院老年医学科主任（2018年7月至今）
- 擅长功能性胃肠病及胃肠动力障碍性疾病，老年胃肠动力与营养
- 中华医学会老年医学分会消化学组委员
- 中华医学会消化病学分会委员食管疾病协作组委员
- 北京医师协会老年专科医师分会理事
- 北京医学会老年医学分会消化组副组长

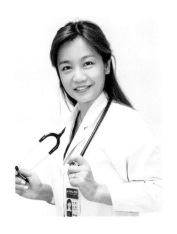

康琳
副主任医师

- 北京协和医学院老年医学科党支部书记，科副主任
- 中华医学会老年医学分会第十届青年委员会副主任委员

- 中华医学会老年医学分会营养不良与肌少症工作组委员兼秘书
- 北京医师协会老年医学专科医师分会第一届青年委员会主任委员
- 北京医师协会老年医学专科医师分会常务理事兼总干事
- 北京医学会肠外肠内营养学分会第二届青年委员会副主任委员

业绩成果

教学成果　长期保持与约翰·霍普金斯大学医学院老年学与老年医学科的合作，每年举办1期"协和–霍普金斯老年医学论坛"。2016年冷晓教授被聘为老年医学系客座教授。

2014年成立了老年医学系，同年开办了研究生选修课程"老年医学概论""舒缓医学"。逐步开设了协和医学院八年制本科生、4+4教学课程，学生反响热烈。并且每年举办多种培训班，如协和–欧葆庭老年医学培训班（与法国合作的长期照护）、老年安宁缓和医疗主任培训班（与台湾地区合作的安宁缓和医疗）、协和整体化老年护理模式实践与创新学习班等，同时通过微信号"和年苑""和年老年管理"录制微课堂、MOOC等多种形式宣传老年医学、安宁缓和医疗理念，关注人数已达2.6万人。

每年吸纳来自全国各地的医师前来科室进修，已培训100多名进修医师；迄今培养硕士研究生6人，博士生5人，老年医学专培生3人。

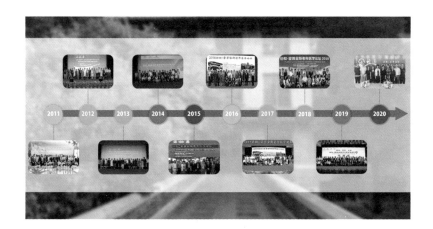

历届"协和–霍普金斯老年医学论坛"合影

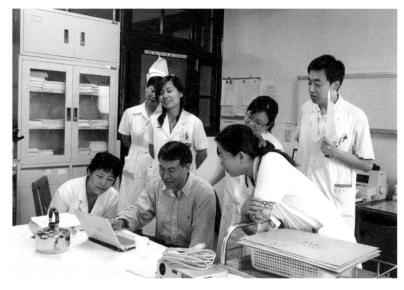

美国约翰·霍普金斯大学老年医学科终身教授冷晓来访

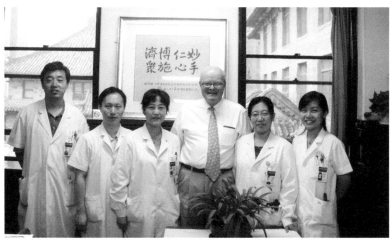

美国UCSF Lawrence Tierney教授来访

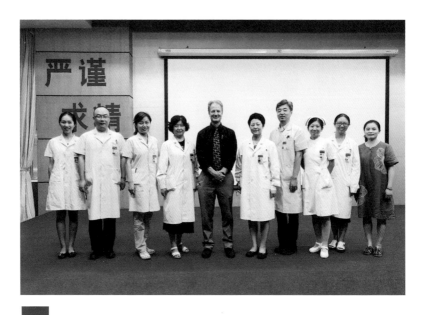

美国约翰·霍普金斯大学老年医学科Matt教授来访并授课

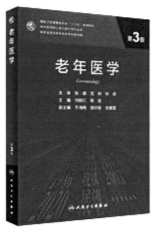

《老年医学》教材

学术成果　自2013年起，承担科技部、北京市科委、中国医学科学院、米尔斯汀·亚美基金等近30个科研、教学项目，基金总数逾千万元。并已发表论著百余篇，其中SCI数篇。

教材专著成果　2020主编教育部、国家卫健委第三轮全国高校医学专业研究生国家级规划教材《老年医学》（第3版）

获得荣誉　科室管理采用团队管理，人人参与，分工负责，增加团队凝聚力，定期派人学习、考察国内外先进的老年

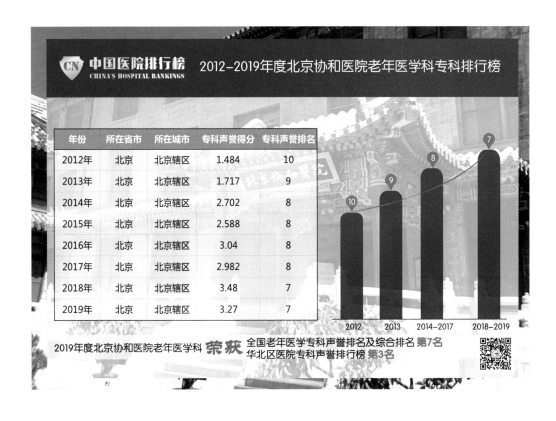

2012–2019年度北京协和医院老年医学科专科排行榜

年份	所在省市	所在城市	专科声誉得分	专科声誉排名
2012年	北京	北京辖区	1.484	10
2013年	北京	北京辖区	1.717	9
2014年	北京	北京辖区	2.702	8
2015年	北京	北京辖区	2.588	8
2016年	北京	北京辖区	3.04	8
2017年	北京	北京辖区	2.982	8
2018年	北京	北京辖区	3.48	7
2019年	北京	北京辖区	3.27	7

2019年度北京协和医院老年医学科 **荣获** 全国老年医学专科声誉排名及综合排名 第7名
华北区医院 专科声誉排行榜 第3名

医学理念，应用于临床工作中。2011年、2020年获得"北京市为老服务示范单位"；2016年、2020年科室被中国医师协会授予"人文科室"荣誉称号；2017年、2020年获得"全国敬老文明号"荣誉称号。在复旦大学医院管理研究所发布的中国最佳专科声誉排行榜中，从2012年开始纳入老年医学专业起即进入前十名，排名稳步上升，在刘晓红、孙晓红、康琳的带领下，2019年排名保持第七名。

复旦大学医院管理研究所发布"复旦版中国医院专科综合排名榜"

党建工作

　　老年示范病房成立后，当时为特需干部总支第三党支部；2010年与肿瘤科联合支部，宁晓红医师为党支部书记；2016年成立老年医学科党支部。第一任党支部书记为刘晓红主任医师（2016年7月至2018年12月），第二任党支部书记为康琳副主任医师（2018年12月至今）。北京协和医院"书记讲党史"主题党日获优秀奖。2020~2021年党支部组织老年健康宣传周科普讲座+义诊。新冠肺炎疫情期间，老年医学科党支部的宣传委员彭莹在援鄂抗疫中，践行了共产党员的初心与誓言。

　　中国已经大步迈入老龄化社会，老年医学亟待蓬勃发展，北京协和医院老年医学科以"人本医疗"的理念，助力于中国老年人的"成功老化"和"积极老化"。

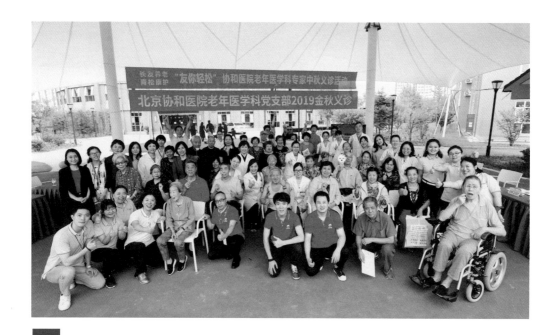

2019年在北京市朝阳区长友养老院 老年医学科党支部中秋节义诊

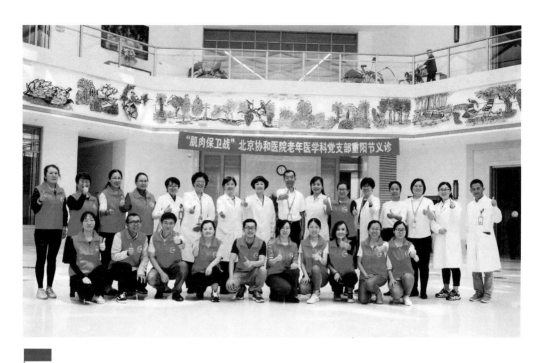

2019年在泰康燕园康复医院老年医学科党支部重阳节义诊

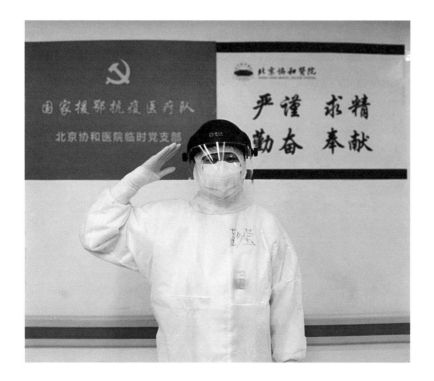

老年医学科宣
传委员彭莹逆
行援鄂

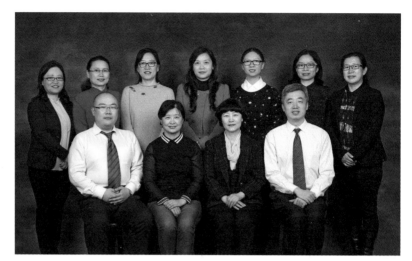

2019年老年医学科全体医生合影

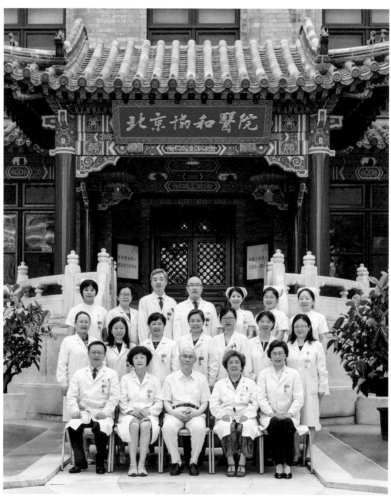

2021年老年医学科医护人员合影

第三章

追梦今朝

组织架构

　　科室组成　如今的内科学系由心内科、呼吸内科、消化内科、肾内科、血液内科、风湿免疫科、感染内科、全科医学科（普通内科）、肿瘤内科、老年医学科、内分泌科及内科ICU等12个科室组成，成为了全国内科疑难危重疾病的诊治中心。

　　根据复旦大学医院管理研究所发布的《2020年度中国医院排行榜》，内科学系共有9个专科进入前十名，其中风湿免疫科蝉联12年榜首，重症医学科（内科ICU与ICU）名列第一，内分泌科名列第二，另有感染内科、消化内科、呼吸内科、肾脏内科、血液内科、老年医学科名列第三至第十名。该排名一定程度上反映了内科学系全国领先的诊疗水平及综合实力。

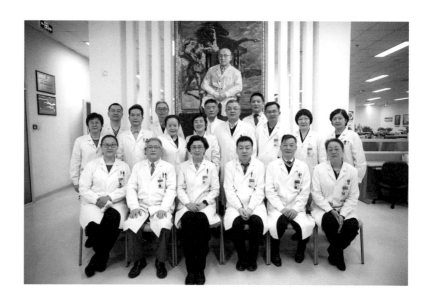

2021年内科学系核心组及12个专科主任合影

领导团队　由贾青任内科学系党总支书记、陈丽萌任副书记；李雪梅任内科学系主任，刘晓清任常务副主任，严晓伟、李航任副主任，李景南、施举红、韩冰、焦洋任主任助理，关玉霞为执行总护士长组成内科学系的管理团队，完成医、护、教、研、管的各项工作。

人员构成　目前内科学系约有67名主任医师、83名副主任医师、103名主治医师，同时在培住院医师66名、研究生99名、基地轮转医师19名；2014年12月，内科学系整体搬迁至内科楼二段二集中办公区，使得内科学系各科室人员之间能够更为方便地沟通交流。

协和内科不仅在临床、教学与科研方面做出了积极的贡献，多年来形成一整套的管理制度和监督体系，将加强日常管理与提升服务高质量、注重安全底线紧密结合。

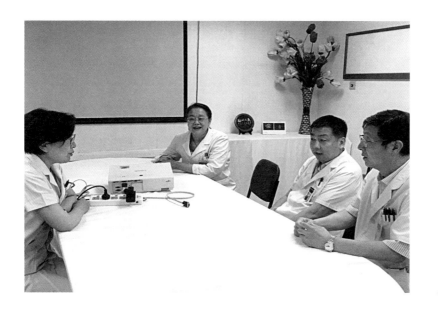

2018年张抒扬院长（时任医院副院长）与杜斌副院长（时任内科ICU主任）、内科学系张奉春主任、内科党总支贾青书记共同讨论内科工作

医疗制度

协和内科始终传承着重视临床的传统，以其严格而规范的住院医师轮转、总住院医师培训、三级医师查房以及内科大查房制度而闻名，由此培养出了一批又一批的内科大家，历代协和人始终以严谨求精的态度尽力为每一位住院患者解除病痛。

住院医师轮转制度 病房工作是内科临床工作的起点与基石，早在1923年，内科主任罗伯逊为了便于住院医师收治患者，便将内科出诊时间由下午变更为上午；随着各专业学科独立发展，张孝骞教授更加强调内科住院医师多科均衡发展的必要性，进一步完善了住院医师轮转制度：所有住院医师在入职后不分专科，需在内科学系各个科室轮转，24小时负责所管理的患者疾病诊疗、医疗安全，以"病人第一、质量第一、医教研全面要求、各专科均衡发展"的核心理念接受多层次全方位培训。

总住院医师培训制度 总住院医师制度经过百年时光洗礼，也已成为协和内科宝贵的文化财产。为了适应不断变迁的医疗与教学需求，内科总住院医师的职责范围也在逐渐变化。目前东西两院的内科总住院医师共7名，按白班、夜班、会诊班进行排班，日间负责通知患者住院、各科常规会诊与急会诊（40～60人次/天），夜间负责所有内科病房的安全，处理内科相关的急会诊并组织抢救。除了组织内科大查房、住院医师巡诊、住院医师与进修医师讲座等传统教学活动外，总住院医师也在大内科核心团队的指导下不断创新教学形式，开发并组织了老总下午茶、内科图霸大赛、病例汇报大赛等深受见实习医师和住院医师欢迎的教学活动，并创办了协和内科微信公众号"大内和协"，成为学系各科交流临床知识的网络阵地。

三级医师查房制度 协和始终秉承病房主治医师负责制，

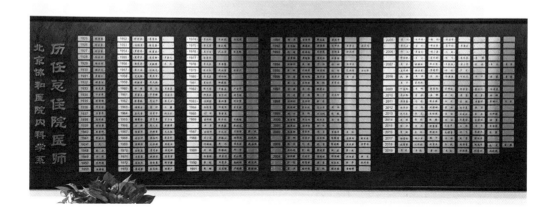

住院医师每日早晚2次对患者病情、诊疗方案进行梳理，而主治医师每天查房并对患者诊疗方案提出意见，同时（副）主任医师每周2次对病房疑难危重患者给予指导和帮助；正是上级对下级的"传帮带"，保证了患者的医疗安全。

内科大查房制度　传承百年的内科大查房制度，其坚持和发展离不开医院的支持。地点几经更换，从老楼的10楼223阶梯教室到内科楼4层多功能厅。大查房讨论的病例也呈现出新的特点。以2019年为例，内科学系一共进行了44次大查房，其中诊断不明31例、治疗困难7例、病例学习6例。经过内科大查房的病例主管医生都会坚持对患者进行随访，由总住院医师定期汇报这些患者疾病的进展、转归，清晰展示治疗效果。大查房中跨学科的建议实现了各科之间的碰撞与融合，提高了医生对疾病的认知。由于内科疾病的复杂性和医务人员认知的局限性，我们更积极地坚持内科大查房的传统，打破学科壁垒，以多学科诊疗模式（MDT）让患者得到更好的治疗，并且不断精进提高医生、学科、医院诊治疑难病的能力。

位于二段二内科学系办公区内的历任内科总住院医师墙

教学培训

协和内科通过有计划的"三基三严"培训，使住院医师具备广泛而坚实的内科临床基础，逐步取得独立工作的临床经验，为内科各专业输送优秀人才和未来的领军人才。协和内科住院医师培训以"学系负责、专科分担"为基础，采取五年长程培养，以培养临床能力为核心，择优进行总住院医师制培训。经过积极分流与专科训练，协和内科鼓励住院医师进行临床科研，为各个专科培养了一代代医教研管均衡发展、独当一面的专业人才。

现在的协和内科，紧随国内外医学教育的先进经验，努力探索360度评估、病房分层小组、临床博士后面对面反馈等住院医师规范化培训与评价的新模式。而临床技能情景演练、临床基本技能模拟训练、内科"图霸"大赛等贴近临床、寓教于乐的教学活动也深受住院医师们的喜爱。

此外，协和内科的培训工作也在医院的支持下走出国门，与国际同行切磋交流，从2004年起内科每年选派4名优秀住院

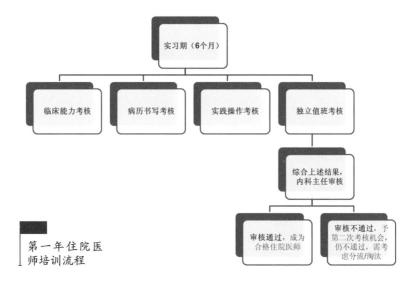

第一年住院医师培训流程

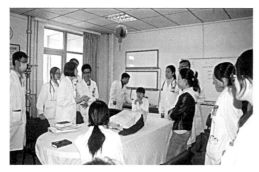

临床技能情景演练

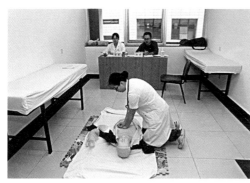

临床基本技能模拟训练

医师赴美国加州大学旧金山分校（UCSF）进行为期3个月的交流学习，促成两国顶级医院住院医师直接对话、交流心得。

担当重任

协和内科不仅在临床、教学与科研方面为医院做出了积极的贡献，多年来形成一整套的管理制度和监督体系，将加强日常管理与提升服务质量、注重安全底线紧密结合，更有无私奉献的内科人入选医院领导班子和任国家卫生健康委领导，勇挑重担，为祖国和人民做出了巨大贡献。

陈敏章　消化内科教授

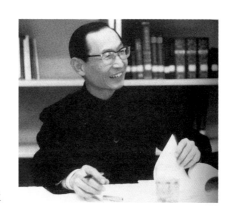

陈敏章
消化内科教授

- **1983~1984年**　任北京协和医院院长
- **1984~1998年**　任原卫生部副部长、部长

彭　玉　感染内科教授

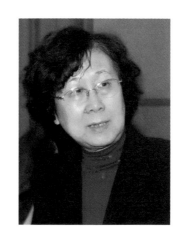

彭玉
感染内科教授

- **1985~1996年**　任国家计划生育委员会副主任
- **1996~2001年**　任原卫生部副部长

王荣金　内科支部书记

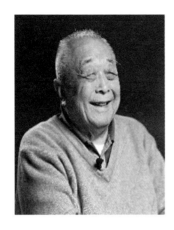

王荣金
内科支部书记

- **1985～1993年**　任北京协和医院党委书记

戴玉华　心内科教授

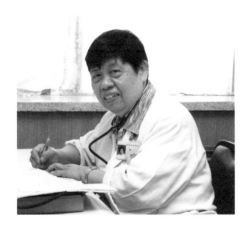

戴玉华
心内科教授

- **1985～1993年1月**　任中国医学科学院北京协和医学院副院
  校长

纪宝华　心内科教授

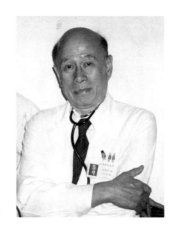

纪宝华
心内科教授

- **1986～1990年5月　任北京协和医院副院长**

陆召麟　内分泌科教授

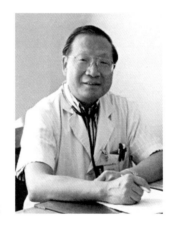

陆召麟
内分泌科教授

- **1986～1992年　任北京协和医院副院长**
- **1992～1999年　任北京协和医院院长**

宗淑杰 感染内科教授

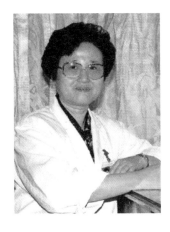

宗淑杰
感染内科教授

- **1993～1999年** 任北京协和医院党委书记

鲁重美 消化内科教授

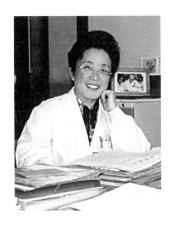

鲁重美
消化内科教授

- **1998～1999年3月** 任北京协和医院党委副书记兼纪委书记
- **1999～2002年** 任北京协和医院常务副院长主持工作
- **2004～2010年** 任协和医院党委书记

李学旺　肾内科教授

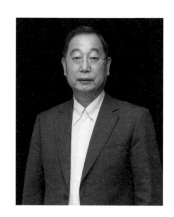

李学旺
肾内科教授

- **1999～2004年　任北京协和医院副院长**
- **2004～2007年　任北京协和医院常务副院长**

于晓初　肾内科教授

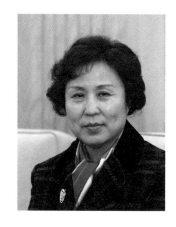

于晓初
肾内科教授

- **1999～2014年7月　任北京协和医院副院长**

张抒扬 心内科教授

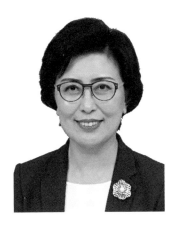

张抒扬
心内科教授

- **2011~2019年** 任北京协和医院副院长
- **2015年至今** 兼任中国医学科学院副院长，北京协和医学院
  副校长
- **2019~2020年** 任北京协和医院党委书记
- **2020年至今** 任北京协和医院院长

杜 斌 危重症医学科教授

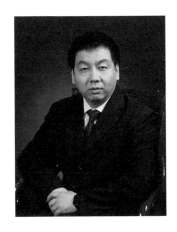

杜斌
危重症医学科
教授

- **2021年至今** 任北京协和医院副院长

无论是2003年SARS肆虐，2008年汶川地震，还是2020年
新冠疫情，协和内科人在祖国每一次历经磨难之际，都不畏艰

险，积极响应国家与医院的号召，迅速集结，迎难而上，每一次都不负祖国与人民的期望，胜利完成了任务，是一支冲得上、打得赢，极富战斗力的队伍。

2020年新冠疫情暴发，北京协和医院率先响应号召，由张抒扬院长（时任北京协和医院党委书记）和韩丁副院长带队，率领四批医疗队员共计186人，其中内科64人，对口支援武汉同济医院中法新城院区重症病房。危难关头，协和内科人牢记使命，勇挑重担，作为医疗队的核心力量，他们凭借严谨的科学态度和高超的学术水平，在武汉同济医院成功复制出了"北京协和"模式，与死神赛跑，挽救患者的生命。在这场没有硝烟的战役中，内科人也用自己的勇敢与汗水为医院赢得了无数功勋章。

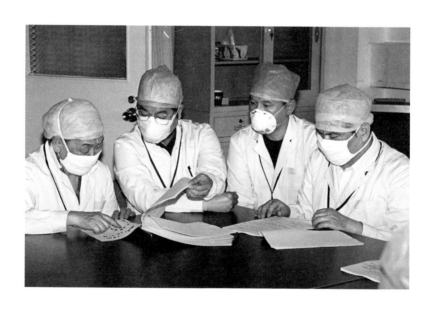

北京协和医院SARS专家组成员留影
左一：王爱霞教授，左二：李学旺教授（时任医院主管医疗副院长），
右一：蔡柏蔷教授

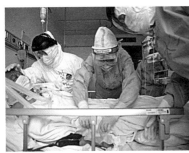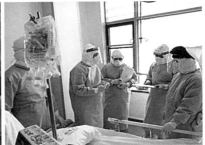

在武汉新冠ICU病房，教授床旁查房
左：张抒扬院长（中），右：杜斌副院长（左二）

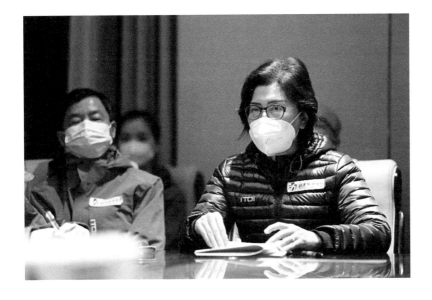

张抒扬院长（时任北京协和医院党委书记）在武汉给队员们上党课，讲党史，鼓舞斗志

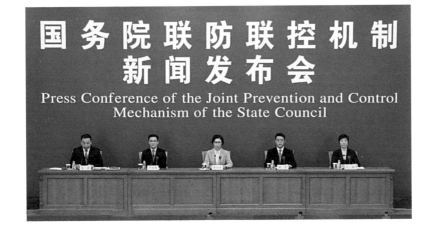

2020年5月15日，国务院联防联控机制在京召开新闻发布会，北京协和医院援鄂医疗队在张抒扬院长的带领下和医疗队专家回答媒体提问

张抒扬院长

荣获"全国抗击新冠肺炎疫情先进个人""全国三八红旗手"

感染科李太生主任

荣获"全国先进工作者"

感染科刘正印教授

荣获"全国优秀共产党员""全国抗击新冠肺炎疫情先进个人"

这些荣誉既是祖国和人民对于协和人的肯定，更是一种激励，鼓舞着所有内科人不忘初心，勇往直前。

穿越百年历史，历经战火洗礼，如今的协和内科依然保持着强大的凝聚力。回望百年，这里曾是医学大师的摇篮。结语未来，协和内科必将秉承先辈经验，不断进取，奋发图强，在新的百年同心协力，再创辉煌。

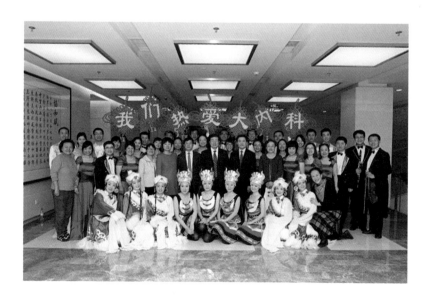

2015年北京协和医院春节联欢晚会内科全体演出人员合影

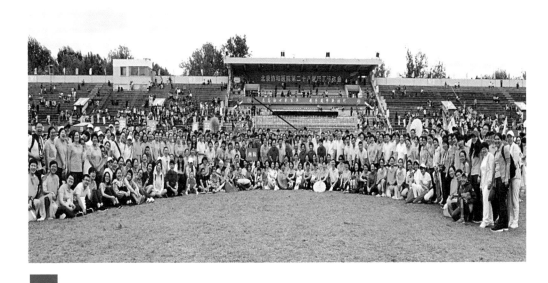

2018年北京协和医院第二十八届职工运动会内科全体医护人员合影

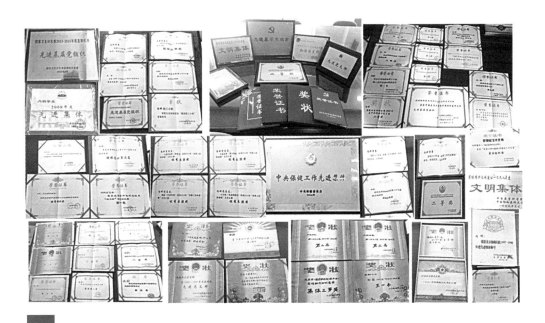

协和内科屡获荣誉